我在东汉末年

学中医的日子

另辟蹊径读伤寒

翁骁炜　王彤彤◎著

U0200740

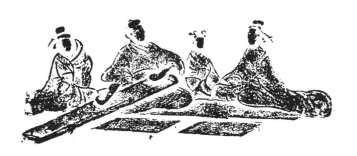

全国百佳图书出版单位

中国中医药出版社

·北京·

图书在版编目（CIP）数据

我在东汉末年学中医的日子：另辟蹊径读伤寒/翁骁炜，王彤彤著．—北京：中国中医药出版社，2023.4（2023.6重印）

ISBN 978 – 7 – 5132 – 7934 – 5

Ⅰ．①我⋯　Ⅱ．①翁⋯②王⋯　Ⅲ．①《伤寒论》—普及读物

Ⅳ．① R222.2–49

中国版本图书馆 CIP 数据核字（2022）第 230029 号

中国中医药出版社出版

北京经济技术开发区科创十三街 31 号院二区 8 号楼

邮政编码　100176

传真　010–64405721

廊坊市祥丰印刷有限公司印刷

各地新华书店经销

开本 880 × 1230　1/32　印张 8.5　字数 181 千字

2023 年 4 月第 1 版　2023 年 6 月第 2 次印刷

书号　ISBN 978 – 7 – 5132 – 7934 – 5

定价　58.00 元

网址　www.cptcm.com

服务热线　010-64405510

购书热线　010-89535836

维权打假　010-64405753

微信服务号　**zgzyycbs**

微商城网址　**https://kdt.im/LIdUGr**

官方微博　**http://e.weibo.com/cptcm**

天猫旗舰店网址　**https://zgzyycbs.tmall.com**

如有印装质量问题请与本社出版部联系（010-64405510）

序

　　初接触上海翁骁炜老师，是在几年前一个经方讲师群里，大家都义务讲解经方的学习方法与体会，传承仲景医学。经方群里学术体系繁多，玄妙理论更是莫测高深，唯翁老师的《伤寒论》条文对应方证药证，让我耳目一新，大有如梦初醒之感，遂在喜马拉雅 App 上认真听完翁老师的康平本《伤寒论》讲解，受益匪浅！之前我也参阅《药征》的药证论述、其他经方大家的方证药证解读，还是觉得翁老师的体系更接近仲圣原意，便依据该思维体系去丰富相关药证内容，理解方证适用范围，并验证于临床，收到前所未有的临床佳效，提高患者治愈率。

　　王彤彤王医生，即本书的第二作者，则是通过翁老师认识的，她是一个熟悉条文、经方用得很好且喜欢毫无保留分享自己行医心得的很不错的中医。

　　本人 1989 年毕业于成都中医药大学中医专业，五年的本科学习，阴阳五行脏腑辨证的思维根深蒂固，临床工作几十年中，治疗患者有效与不效，当属正常。而受翁老师启发，运用《伤寒论》条文字里行间的意思去领会方证药证，并验证在临床工作中，的确治愈率有质的飞跃，该体系驭繁就简，单刀直入，不失为经方中医学习《伤寒论》的另一条蹊径。

本书比较全面地阐述了翁老师的辨证体系，药证推导过程逻辑严谨，师徒对话生动有趣，更有不少发人深思的精彩观点。

经方中医邓志刚

2022.8.25.重庆

【故事概要】

这是一个我偶遇师父学中医经典《伤寒论》的故事。

【书中人物】

书中主要人物就是我和师父两个，我叫小乔，是个刚毕业不久的大学生，师父则是一个快四十的有点白发的中年大叔。

【书中宠物】

笨笨：它是我养的一只布偶猫，也是认识师父的缘起。

【师父提到的中医】

师父在教我《伤寒论》过程中提到过不少中医，其中有师父认识的临床医生，也有高山仰止的伤寒大家。

天使：原名王彤彤，是和师父一起创立"东汉末年"公众号的、有着二十多年临床经验的吉林中医医生。

黄煌：经方名家，强调不同体质是临证用方的基础。

胡希恕：伤寒大家，主张《伤寒论》和《内经》无关。

郝万山：伤寒名家，主讲的《伤寒论》课程影响了无数中医学子。

娄绍昆：经方名家，推崇腹诊，康平、康治本《伤寒论》。

【引文说明】

关于本书中的《伤寒论》条文，这里统一说明一下。

宋本《伤寒论》第十二条：

12. 太阳中风，阳浮而阴弱。阳浮者，热自发；阴弱者，汗自出。啬啬恶寒，淅淅恶风，翕翕发热，鼻鸣干呕者，桂枝汤主之。

在康平本《伤寒论》中，这条是一条原文，和宋本有三处区别。第一，"太阳"写作"大阳"。第二，"阳浮而阴弱"之前有一个"脉"字。第三，"阳浮者，热自发；阴弱者，汗自出。"这句话是嵌注。把嵌注去掉后，原文如下：

大阳中风，脉阳浮而阴弱，啬啬恶寒，淅淅恶风，翕翕发热，鼻鸣干呕者，桂枝汤主之。

考虑到"太阳"已经形成习惯，则仍然使用"太阳"；且为了对比方便加上了宋本398条中的序号，于是写成这样：

12. 太阳中风，脉阳浮而阴弱，啬啬恶寒，淅淅恶风，翕翕发热，鼻鸣干呕者，桂枝汤主之。

本书中的大部分条文就是按这个方式展现的。

康平本《伤寒论》中有三种格式的条文，顶格写的被称为原文，开头空一格写的被称为准原文，开头空两格的被称为追文。在原文、准原文、追文三种格式条文正文中，还有嵌注和旁注。本书提到的条文，如果没有特别说明，默认为康平本《伤寒论》的原文，且去掉了嵌注和旁注，很多中医名词使用宋本中的称呼，包括用"太阳"代替"大阳"，"真武汤"代替"玄武汤"，"四逆汤"代替"回逆汤"等。如果条文不属于康平本原文，则会在文中表明这条的出处。

【师父提到的"东汉末年"】

"东汉末年"是"天使"和师父一起创立的微信公众号。

东汉末年

目录

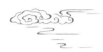

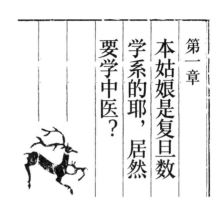

第一章
本姑娘是复旦数学系的耶，居然要学中医？

　　我叫小乔，今天在"左庭右院"第一次和师父见面。

　　这件事情要从我好想养一只布偶猫说起，某人答应陪我拣一只，可是，到了毕业分手后还没拣到，只好自己掏腰包了。两三个月之前，在"闲鱼"上加的师父，我以为师父就是个卖猫的，师父的确就是卖猫的。我没看中师父的布偶猫，后来就忘了。我最终在一家宠物店买了笨笨，当时觉得它笨笨的，还特别黏我，不过，自从叫了它笨笨后，怎么感觉笨笨更笨了？一周后，带着笨笨去打猫三联，笨笨回家后就不吃饭了，还拉肚子，又跑回宠物医院，医院检查说，疫苗过敏。挂了一天水，结果体温过低，不让继续挂了，让我抱它回去等死，或者打一针安乐死。

　　我很难过，没想到认识笨笨才十天，就要看着它死，问了宠物店，说以前也发生过一次，一周后死了。宠物店老板让我把猫粮打成粉，用针管强喂笨笨吃，如果能吃，说不定可以撑过去的。可是，每次喂完两三个小时，笨笨就全部吐出来。我哭着发了一条微信，万能的朋友圈啊，谁能帮帮我，救笨笨一命。好多朋友安慰我，然后我一咬牙，又发了一条，万能的朋友圈，谁能救得了笨笨，我答应他做三件不违背侠义道的事。这时候，师父出现了，可他刚才为啥没出现呢？

师父说，试试看中药吧。

师父开了个方子叫半夏泻心汤。我爸爸在老家开了个中药铺子，虽然我没学过中医，一些药名多少耳熟。帅父要求煮40分钟，去掉药渣，再浓缩到一小杯，用1毫升针管喂三针管。笨笨显然不肯喝中药，倔强得很。喂完中药，继续喂猫粮粉，这次奇迹出现了，奇迹就是笨笨没再吐过。第二天，又喂了三针管半夏泻心汤，到了晚上，笨笨居然自己吃猫粮了！师父说，救回来了。

师父让我请吃"左庭右院"，这是要求答应的第一件事，第二第三件事还没想好。于是我叫上了闺蜜一起，可闺蜜到现在还没到。师父语音的声音还不错，我期待是不是个帅大叔呢。

这时一个大肚子胖子朝我走来，脸盘子有点大，感觉有点丑哎，不会是他吧。正当我准备接受的时候，他走过去了，松了一口气啊。然后有个人站在我面前，师父来了。40岁不到，肚子不小，衣服穿得松松垮垮，虽然没刚才那个丑，也好不到哪里去。戴着眼镜，有白发啊，衣服上居然还有猫毛！

我问师父，刚才那个大胖子是不是他安排的，绿叶效应啊，否则怎么会那么巧合？师父很诧异我居然不喜欢胖子，他喜欢的男人可都是胖子啊。

这时候，某人的微信来了。某人最近肠胃炎，每天拉肚子好几次，不想吃西药，问我爸有没有中药方子。

于是师父问诊，手足温，不太喝水，肚子会叫，但不痛，不怕冷也不出汗，然后，师父开的方子又是半夏泻心汤……

我说：老头，你是不是只会这一个方子啊，用对了就是神医，用错了也吃不死人，到处招摇撞骗，我生日可是三月十五，天天"3·15"知道不？天生的打假战士哎。

师父说：治笨笨是运气，黄煌说过半夏人是过敏体质，所以赌一下。至于你的前男友，基本可以做到一剂而愈。

我说：黄煌是谁？半夏人是过敏体质又是什么意思？

师父说：容易过敏的话就有机会用到半夏这味药，笨笨不是打了疫苗过敏吗。

这时，鸳鸯牛杂锅上了，还有各种部位的牛肉。闺蜜来微信说让我们先吃，她刚出门。

我边吃边说：第一件事做到了，第二第三件不能拖着，必须现在说。

师父说：我想收个学中医的徒弟，不过只收美女。

我说：你这是在说我是美女啊，你干吗不收男弟子，你的神医形象全部毁了。

师父说：有美女徒弟后，不怕男弟子不来啊，到时候哭着喊着要来当小师弟。我来问你，啥学校啥专业毕业的啊，太次了也不能收的。

我说：复旦数学系。

师父显然有点吃惊，我也小小得意了一下。

师父说：你没骗我吧，这次我算捡到宝了。

我没好气说：复旦数学系很了不起吗，要我来冒充？

师父想了想说：好吧，第二件事，就是做我徒弟，学中医。

我说：我爸一直想让我学中医，只不过一听到他讲阴阳五行我就头大。

师父笑着说：中医呀，是一门语言的艺术，讲究说学逗唱。

我也笑了出来，说：原来相声的四门功课是望闻问切。

师父说：我比较推崇胡希恕，我教给你的中医，走的是方证药证路线，并不太涉及阴阳五行，不用担心。

我说：胡希恕又是谁，啥是方证药证路线？

师父说：这些以后慢慢说。

我想了想说：当你徒弟学中医，没问题，但仅限一年，如果一年后我发现没学会啥的话，我就叛出师门。

师父说：没问题。

师父顿了顿，又说：第二件事你答应了，第三件就容易了，加入"东汉末年"，等级，学徒，职责，发表学中医的体会。

我说：师父啊，什么东汉末年啊，学徒啊，我是不是不小心上了贼船啊？

师父说："东汉末年"，起初就是我和"天使"一起弄的一个微信公众号。

我打断说：师父，你的"东汉末年"拿到天使轮了？

师父说：你想哪里去了？"天使"是一个中医医生，微信名字叫作天使。

我说：哦，不是天使投资，是白衣天使啊。

师父说：嗯，后来又有了"东汉末年"读书微信群等更多形式。我对《伤寒论》有自己的理解，"天使"非常认同，实践后往往能有一剂而愈的医案出现，所以想让更多人能够明白《伤寒论》中蕴含着的至理。

我说：是不是我学会了也能一剂而愈？不要太夸张了啊！

师父说：嗯，有机会的。

这时候闺蜜终于姗姗来迟，在我身边坐下，一副有气无力的样子。

我说：你来得真早啊，我都上了贼船、拜完师父了，你才到。

闺蜜说：拜了师父就拜了师父呗，我的腿好酸啊，你来帮我按摩下。

我笑着说：让我师父帮你按摩吧，你看看想吃啥，自己点。

师父说：我可不会中医按摩。

闺蜜说：我啥都不想吃，今天身体有点不舒服。

我这才仔细看了看闺蜜脸色，果然不太好。

我说：怎么啦？

闺蜜说：头晕，没胃口，整个人都不好了。

我看了眼师父，师父便很自觉地开始问诊，问诊结果是：头晕，口渴想喝水，喝了一瓶乌龙茶了，舌头稍稍有点干燥，四肢乏力酸痛，有点恶心，中午有胸闷，现在没了。

师父说：这个简单的。

我说：不会又是半夏泻心汤吧？

师父问餐厅服务员要来一杯开水。

闺蜜说：是要多喝热水吗？

师父拿出一个小袋子，从中拈出一些粉末，放入开水中。

师父解释说：这是明显的五苓散证，恰巧我身边带着五苓散。喝了这杯水，应该就会好转。

闺蜜看了看我，我接过杯子，有点浑浊，闻了闻，没啥味道。递给闺蜜，闺蜜略微尝了尝。

我说：好喝吗？

闺蜜说：微微有点苦，不难喝，正好口渴了。

我说：那你慢慢喝。

闺蜜喝了一大半，还没喝完，忽然说：我肚子饿了，想吃东西了，怎么回事？

师父说：嗯，病应该好了，还头晕吗？

闺蜜坐直身子，晃晃脑袋，开心地说：真的不头晕了，头脑清醒了，而且有点力气了。好神奇啊！

我说：中药有那么快啊！刚喝下去药，就好了。

师父很得意地笑说：古人所谓覆杯而愈不过如此吧。

我好奇地问：什么覆杯而愈？

师父说：就是拿一杯药给患者喝，喝完后去洗杯子，洗完把杯子倒扣在桌子上，这时候患者的病好了，这就叫覆杯而愈。

闺蜜晃了晃杯子说：你师父更厉害哟，我一杯药还没喝完呢，病就好了，这是我喝过的疗效最快的中药。

我看着师父放在桌面上的那包药说：这包五苓散给我好不好？

师父把装有五苓散的小袋子递给我，我接过袋子说：没想到中药也可以那么快啊。

闺蜜说：菜单拿来，我要大吃一顿了，就当庆祝你找到个好师父了，哈哈哈哈。

这次吃饭花了五百大洋，回去还要给笨笨铲屎，下次见面得让师父请我。

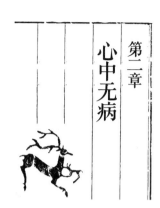

第二章

心中无病

2020 年 1 月底，受到了新型冠状病毒肺炎疫情的影响，能不出门就不出门吧，连口罩都脱销了，只好在网上跟师父学习。

师父昨天在家也感冒了，症状是头痛，发烧，喉咙痛，怕冷，四肢酸痛乏力，咳嗽，无痰。

我当时吓了一跳，发烧，干咳，乏力。不正是网上传新型冠状病毒感染的症状吗？

师父比较淡定，说基本宅在家里，几乎没被传染的可能，煮了越婢汤，喝完半个小时，头痛不减，怀疑是否用错方子，手足本来热的，现在凉了下来，又去煮麻黄附子细辛汤，煮完还没喝，头不痛了，看来要让子弹飞一会儿。

我说：越婢汤，这个药方名风格和其他的不一样哎。

师父笑着说：嗯，我曾经看到有个中医这么解释越婢汤的名称，越，高大，婢，卑微，所以越婢汤就有高大且卑微这种阴阳相辅相成的意味。

我说：这种解释有点牵强啊，可越婢汤究竟是啥意思呢？

师父说：越婢汤就是某个越国的美女进献的方子呗。

我说：哦，好吧。

师父说：小乔，你知道吗？西医每次遇到新的流感病毒变异，就要研发出新的抗病毒药物，否则无法杀死病毒，治愈患者，而中医经方不用。

我说：师父，你是觉得这种模式不好吗？

师父说：不是，如果能找出病毒，研究出抗病毒的药物或者疫苗，当然非常完美，比如狂犬病、天花等。但是，类似流感传染性和变异性比较强的病毒，从发现到研究出抗病毒药物需要时间，在这段时间里，没有安全感。

我说：那又有什么办法？只能这样了，自己多注意防护。

师父说：对，隔离感染者，严格控制疫情发展，西医的讲卫生和中医的讲养生非常类似，都是治未病思想的体现。

我说：我一直有个疑问，这次的疫情中医能治疗吗？难道中药能杀死新型冠状病毒？

师父说：你的问题非常好，如果你想不明白这点，中医就无法入门，这也是我曾经的困惑所在。两千年前可没有现在的病毒，那么两千年前的方子，为什么可以治愈今天的流感呢？当年，广州中医药大学第一附属医院收治了 73 名感染非典的患者，做到无一例死亡。

我说：师父你说，什么道理？

师父说：我来讲个故事，是郝万山教授讲授《伤寒论》里面的医案。

当年有个化工厂，可能发生了泄漏事故，导致几十个工人中毒，出于某种原因，这批工人没有被送去医院，而是派了医院的专家过来，经过检查，这批工人都是中了同一种有毒化学物质。虽然知道中了什么毒，但针对这种毒，并没有特效解毒药物。那时候医院领导知道有北京来的中医在附近讲课，于是派车接了年轻的郝万山和他的老师刘渡舟刘老。在车上医生讲了情况和中毒物质的化学名称，一长串，郝万山听了一头雾水，也不知道该怎么解毒，刘老一路上风轻云淡。到了地方，逐一检查了病情，有发烧的，呕吐的，胸口痛的，胃痛的，刘老小声在郝万山耳边说了两句话：第一句，呕而发热者，小柴胡汤主之；第二句，正在心下，按之则痛，小陷胸汤主之。郝万山顿时明白，刘老意思是用小柴胡汤和小陷胸汤的合方。于是，用了一个大铁锅，煮了60多人分量的药，有的人喝了当天就好转，有的昏迷的强行灌入，直到第四天早上，最后一名中毒者脱离危险，这次治疗终于圆满结束。

我说：那两句话什么意思啊，真神奇。

师父说：这两句话都出自《伤寒论》，两千年前的《伤寒论》。刘老根本不知道中毒化学物质是啥，也不清楚有毒物质进入人体内产生的化学物理生物过程，但是，当人体出现的症状和《伤寒论》描述的一致时，用《伤寒论》的方子有效。

我说：为什么会这样？

师父说：我思考的结论是，《伤寒论》的方子，只作用在症状上，和引起症状的病因无关。

对症状起效，与病因无关，我似乎抓到了什么。

我说：师父，这个算不算一个大胆的假设？

师父说：的确是一条假设，有非常多的证据支持这个假设，你甚至可以把它看作一条定律，我称之为《伤寒论》第三定律。

我想想说：有没有可能，只是缓解症状，而不是彻底治愈？

师父说：如果没治好那群中毒工人，就会反复发作，的确是彻底治好了。

我说：好，我假设这条定律成立，请师父给出其中的机制解释，至少让我有理由信服不需要知道病因只要解决症状就能治病啊。

师父说：今天传授你医道。

我说：医道？

师父说：所谓道，就是方向感，医道，就是治病用药的方向感，不仅仅要埋头赶路，也需要抬头看路。

我说：道这个会不会太高深莫测？

师父说：不懂装懂的人才把道讲得似懂非懂，不学医术之前，你先要明白医道，这样顺道而行就简单多了。好多人学了中医十年，都没入门，南辕北辙了。

我说：好。

师父：说说你对生病和症状的看法。

我说：生病很痛苦啊，当然不想生病。症状吗，比如发烧头痛，如果感冒时没有发烧、头痛、咳嗽等，也就挺好。

师父说：参考系不对。你有没有见过养在鱼缸里的热带鱼咳嗽打喷嚏的？

我微笑说：没有呀。

师父说：因为只要水温冷点，热带鱼就直接死了，没有感冒。相对健康人，生病是坏事。相对直接死，生病是保护机制。人一生到大有没有从来不生病的？

我说：没有。

师父说：如果没有生病的保护，一旦遇到着凉啊，病毒啊，人就直接死了。所以生病很痛苦，能生病某种程度上说很幸福。

我说：有道理。

师父说：再来说说症状，中医认为能发烧是好事。

我说：啊？

师父说：小朋友发烧往往能烧到非常高的体温，老年人感冒常发低烧甚至没有感觉发烧了，如果不注意，直接就死了。一名好的中医，能把患者从不发烧治疗到发烧。

从不发烧治疗到发烧，我被小小震撼了下。

师父说：很多被中医治好的癌症患者，到最后收官阶段往往就是一场感冒高烧，烧退病愈。火神派传人李可治愈的一百多个抑郁症患者……

我忍不住打断说：中医抑郁症也能治？

师父说：有症状的就能，比如怕冷，手足冷，胃口差等。李可治疗他们最后也是一场感冒发烧。

我说：大开眼界。

师父说：我有个朋友，是本能论传人，一次治疗一个绝症小朋友，用针灸固本培元，七天后开始发烧。

我说：看来发烧是人体能量充足的表现。

师父说：打个比方，你被困在密室里，有一块大石头挡在门前，你要推开它才能出去，你用了非常大的力气还是推不动。

我说：这个场景似曾相识哎，我是不是要练成什么神功才能出去啊？

师父说：大石头相当于病或者病毒，你推石头时非常吃力，非常痛苦，相当于发烧头痛。这时候，师父帮你一起推石头，在你背后给你助力，请问，是在你推的时候帮你，还是在你休息的时候帮你？

我说：自然是我推的时候。

师父说：所以说，经方作用在症状上才有用。你发烧体温越高，头越痛，说明你推石头花的力气越大，这时候中药作用越快。

我说：我知道了，那些癌症、抑郁症患者相当于自己推石头推得累了，不想推了，好的中医先补充他们的力气，让他们重新开始推，一旦他们自己推石头了，就会发烧，这时候再帮助一起推，病就好了。

师父说：孺子可教。说说这次新型冠状病毒这块大石头，经方不管你推的这块是以前的石头还是变异的石头，只要还是你去推，就能帮助你。因为虽然石头是新的，但推石头的过程是重复了几万年甚至几百万年的，各种推石头的过程中产生的困难在两千年前的《伤寒论》中有着详尽论述。懂了吗？

我说：懂了，原来《伤寒论》是一本教会人们推石头的书。

师父微笑说：还是原来的配方，依然可靠的疗效。

我说：我算不算已经入门了啊。

师父说：想真正入门，必须做到四个字，心中无病。

我重复念着：心中无病，方可入门，心中无病，方可入门。

师父说：比如来了个狂犬病患者，疫苗无效，已经发作，怎么治？

我说：师父你还会治狂犬病，怎么治？

师父说：我可不会治狂犬病，怎么治问你啊，如果你执着于狂犬病，就治不了了。你想想。

我想想：看看他发作的症状，然后从《伤寒论》里找到治疗同样症状的方子。

师父说：优秀。我再问你，比如昨天师父喝的越婢汤，假如来了个患者得了慢性肾炎，和师父症状一样，你用什么方子？

我说：越婢汤？

师父说：对，如果来了个牛皮癣患者呢？症状一样。

我说：还是越婢汤，不过，能一样吗？

师父说：不管什么患者，生了什么病，只要体现出越婢汤的症状，用越婢汤就准行。但是不能说，越婢汤就可以治疗干咳、发烧、肾炎、牛皮癣。越婢汤治疗的只是越婢汤的症状，仅此而已。

我说：师父，你说的所谓心中无病，就是让我面对患者时别去想那块石头，把注意力放在患者本身的推上。

师父说：放下石头，一步入门。

我说：上乘武学讲究的是无招胜有招，难道上乘医学的境界是无病胜有病？

师父说：病因是无限的，但症状是有限的，经方用得好，就能通过有限的症状治疗无限的病因。

我有点热血沸腾了。

师父说：中医黑说没有中成药通过双盲测试，你想想为啥。

我说：用病因命名病，中药怎么可能通过测试，根本就和病因无关的嘛。

师父说：很好。这次疫情形势严峻，该做的防护不能疏忽，但也用不着慌乱，有中医大威力傍身，不用怕。

我说：嗯。

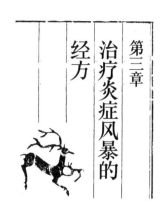

第二章
治疗炎症风暴的
经方

这么多天关在家里，正好背诵《伤寒论》了。看到一篇炎症风暴相关文章，大意如下。

科学家发现人体免疫系统有两道阀门，分别是 TCR 和 CD28，我姑且叫作排异阀门和自杀阀门，当人体发现入侵者时，就会开启排异阀门，消灭入侵者。当免疫系统无法识别入侵病毒或者排异阀门失效时，自杀阀门开启，此时免疫系统会不分敌我地无差别攻击，杀敌一千，自损八百。

在治疗癌症的过程中，科学家希望引导人体自身免疫系统消灭掉癌细胞，但癌细胞并不是外来入侵者，无法开启排异阀门，于是，科学家就想法子绕开排异阀门，通过药物直接开启自杀阀门，这就是癌症免疫疗法。

但是，一旦打开了自杀阀门，就要直面炎症风暴的风险。

美国的《科学》杂志 2006 年 8 月份有一篇新闻报道，题目是《临床研究：一个新药人体实验失败的教训》，报道了在临床实验一个新的用于打开自杀阀门的药物 TGN1412 过程中，发生了事故，6 名实验者出现了严重的炎症风暴。

关键来了，关键就是他们炎症风暴的症状，是什么症状呢？

发烧头痛，肌肉酸痛，恶心呕吐腹泻，呼吸不畅，严重的患者血红蛋白氧饱和度仅有 70%，肺部有浸润，出现大面积双肺感染，需要呼吸机供氧，肾衰，败血症。

这组症状和新冠肺炎的症状如出一辙！但这次事故，没有任何病毒的介入，仅仅只是用药物打开了自杀阀门后的炎症风暴。

看到这篇文章后，我突发奇想，问师父：中医里面有没有治疗炎症风暴的药呢？

师父思考良久，说：有。

我说：什么药？

师父说：打个比方，家里来了不速之客，正常情况下，主人把他赶出去就完事了，但有的时候，一下子赶不走，然后主人开始发飙，不仅驱赶外人，而且乱砸家具，投鼠而不忌器，这就是炎症风暴了。

我说：嗯。

师父说：这种情况下，最需要谁来解决问题？

我说：打 110 呗，叫来警察把坏人抓走就行了。

师父说：嗯，问题是，警察来得没那么快。

我说：那怎么办？

师父说：如果你是一个非常善良好心的爱管闲事的路人甲，你会怎么办？

我说：我会去当和事佬，先让主人怒气平息下来，别乱砸家具呀。

师父说：对了，重点就在和事佬上，中医里面治疗炎症风暴的药，就是中药里的和事佬，你猜猜是哪个？

我说：猜不出来，师父你提示下呗。

师父说：这个药是《伤寒论》方子最常用的药之一，但它长着一张大众脸，混入一堆药名里，会被你下意识忽略。

我灵光一闪，脱口而出道：炙甘草。

师父说：优秀！就是炙甘草。

我有些得意道：有没有证据啊？口说无凭。

师父说：2003 年非典的时候，西医用激素治疗危重患者，导致了非典后遗症严重，当时认为，非典死亡是自身免疫力造成的，使用激素就是为了抑制免疫力，两害相权，没得选。

我说：非典的死亡原因也是炎症风暴吧。

师父说：对。我看到一篇文章，说武大的丁虹教授团队在非典后开始寻找激素的替代品，最终定在甘草酸上。

我说：甘草酸？百科了下，甘草酸是甘草的主要活性成分之一。

师父说：丁虹教授使用甘草酸配合其他药物治好了她父亲的肺病，以及这次许多患者，效果非常不错，这个算作一个证据。

我说：这个是甘草酸的证据，严格来说并不是甘草的证据。

师父说：嗯，没错，再来一个甘草的证据。郝万山讲《伤寒论》时说过一个动物实验。把青蛙的心脏取出来，心脏保持跳动，一组注入干姜附子汤，心脏迅速加强搏动但持续时间不长，这一波药力过后，心脏很快衰竭。另一组用四逆汤，四逆汤比干姜附子汤多了一味药炙甘草，四逆汤组心脏并不立即反应，过了短时间后开始缓缓加强搏动，持续时间长，在药力过后，心脏并不衰竭。

我说：如果画出心跳强度时间图，炙甘草的作用就是能把陡峭的曲线拉平，而两组曲线的积分，也就是覆盖的面积也许相同。

师父说：可以那么定性地理解。

我说：这两个都是现代科学得出的结果，古代中医有什么记载吗？

师父说：有啊，《伤寒论》里就有。《伤寒论》里炙甘草常用的量是二两，偶尔用一两，但是在人体反应比较剧烈的时候，特别是呕吐腹泻严重的时候，就会用到三两甚至四两。

我说：师父，我突然有个问题，为啥那么多中医推崇《伤寒论》呢？

师父说：因为可信呀。你甚至可以把《伤寒论》的方证条文看作临床记录或者实验记录，可以反复重现的那种。

我说：可以反复重现？

师父说：嗯，反复重现快两千年了。如果有患者呈现出《伤寒论》某条文的症状，用条文对应的方子，必好，这几乎成了铁律。

我说：哦。

师父说：你看《伤寒论》157条、158条还有163条。

157. 伤寒汗出，解之后，胃中不和，心下痞硬，干噫食臭，胁下有水气，腹中雷鸣下利者，生姜泻心汤主之。

158. 伤寒中风，医反下之，其人下利日数十行，谷不化，腹中雷鸣，心下痞，硬而满，干呕，心烦不得安，医见心下痞，谓病不尽，复下之，其痞益甚……甘草泻心汤主之。

163. 太阳病，外证未除而数下之，遂协热而利，利下不止，心下痞硬，表里不解者，桂枝人参汤主之。

157 条有腹中雷鸣下利，生姜泻心汤的炙甘草用了三两。158 条下利日数十行，腹泻更加严重，而且干呕，甘草泻心汤的炙甘草用到了四两。163 条，除了有利下不止，还有表里不解，里不解就是腹泻，表不解就是有发热头痛等症状，和炎症风暴相似，炙甘草也用到了四两。

我说：难道《伤寒论》里遇到腹泻严重的情况，炙甘草都要用到三两以上？

师父说：对，可以把反复腹泻看作炎症风暴的表现之一。

我说：不对，有一条症状也挺严重的，但是张仲景只用了二两炙甘草。

师父说：哪一条？

我说：34. 太阳病，桂枝证，医反下之，利遂不止，喘而汗出者，葛根黄连黄芩汤主之。

师父说：你这两天《伤寒论》背得挺熟，而且很仔细啊，不错不错，颇有仲景风范，中医就得这么学。葛根黄芩黄连汤的炙甘草用量的确是二两，不过……

我得意地说：师父，我是不会放过你任何破绽的。

师父说：嗯，你只知其一，不知其二，你有没有看过方子后面的煮法和服用法？

我说：看过的呀，都差不多。

师父说：汉代的一两约等于现在的 15 克，炙甘草用三两就是 45 克，《伤寒论》一般煮一次药会分成三次喝，方子后会写分温三服，每次喝的量就是 15 克。同样，如果用到四两，就是 60 克，分三次服，每次 20 克。

我说：这个我知道，那又怎么样？

师父说：葛根黄芩黄连汤方子后写的是分温再服，就是分两次喝，不是分三次。炙甘草二两 30 克分两次喝，每次也是 15 克，和其他分温三服的三两等价。

我说：我看看哦……真的这样子哎。师父我服了你了，连这点也能关注到。

师父说：不仅是葛根黄芩黄连汤，治疗炎症风暴的第一方四逆汤，也用了二两炙甘草，同样的，分温再服，等价三两。

我说：四逆汤，就是青蛙心脏那个方，为啥说它是治疗炎症风暴第一方？

师父说：来看《伤寒论》四逆汤条文。

388. 吐利汗出，发热恶寒，四肢拘急，手足厥冷者，四逆汤主之。

389. 既吐且利，小便复利，而大汗出，下利清谷，内寒外热，脉微欲绝者，四逆汤主之。

就是说，有呕吐腹泻甚至吃的东西不消化直接排出，有发烧怕冷，大量出汗，小便也多，四肢抽筋，手脚冰冷，脉几乎摸不到，这时候可以用四逆汤治疗。

我说：条文里写的是回逆汤，不是四逆汤。

师父说：我传你的是康平本《伤寒论》，写的是回逆汤。在宋本《伤寒论》里写的是四逆汤。古代回和四写法接近，现在约定俗成就叫四逆汤。

我说：《伤寒论》还有好多个版本？

师父说：对，这个以后有机会再说。四逆汤的组成是炙甘草、干姜、生附子。你想，炎症风暴来的时候人出现呕吐、腹泻、出汗等，丧失了大量的体液，干姜用来化生津液。第二，炎症风暴打开了自杀阀门，心脏、肺脏、肾脏多器官衰竭，生附子可以振奋诸脏器，不仅仅是心脏。最后，炙甘草让炎症风暴来得没那么猛烈。组方多么完美。

我说：有道理，没有任何一味药是浪费的。

师父说：但这还不是我想到的四逆汤是治疗炎症风暴的关键。

我说：关键在哪里？

师父说：关键在没有用到的药，而不在用到的药。

我说：没用到的药反而才是关键？

师父说：对，这是经方的留白。

我说：怎么理解？

师父说：四逆汤里缺少进攻药，甘草、干姜、附子都不是进攻药，都是防守药。在其他方子里，是有相应的进攻药配合的，比如麻黄、桂枝、柴胡、茯苓、大黄、芍药、黄芩、黄连，等等。

我说：哦，为啥四逆汤没有用到进攻药呢？只有防守药怎么把病毒赶走的呢？

师父一字一句道：因为四逆汤治的是炎症风暴。

我说：还是没有明白啊，为啥治疗炎症风暴就不需要用进攻药了呢？

师父说：你记不记得《伤寒论》第三定律啊？

我说：记得。药物只作用在症状上，和引起症状的病因无关。

师父说：经方中的进攻药，不会直接杀死病毒，他们的作用是打开人体的免疫阀门。

我突然有所领悟，激动地说：啊，我知道了。炎症风暴就是人体免疫阀门全开模式，所以根本不用再打开。在这种模式下，只要保护好自己，杀死病毒交给炎症风暴就行了！四逆汤的关键果然就是在没用到的药上啊。

师父说：嗯，就是这个道理。

我说：今天学习了不少，我要记录下来。

师父说：还有一点，炙甘草用到三两以上是对付炎症风暴的，那用二两一两时是起什么作用的？

我说：嗯……起什么作用的？

师父说：我猜古人发现如果单纯使用桂枝啊麻黄啊，打开人体的免疫阀门，可能会引起人体过度反应，这时候呢，如果在方子里加入炙甘草，就会好很多。

我说：师父你意思是古人加入少量炙甘草目的是预防炎症风暴？

师父说：对的，这时炙甘草常用二两。结束了，你总结下炙甘草的用法。

我说：炙甘草治疗炎症风暴时用量是每次 15 克到 20 克，预防炎症风暴时，常常用 10 克。

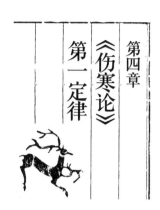

第四章
《伤寒论》
第一定律

闺蜜一直说月经量少，从大一就开始了，不痛经，也准时，每次第三天就没有了，吃过中药，没用。

师父问诊，喉咙干，喝水不少，月经量少，颜色深。开了甘草干姜汤，三天。喝完后说这次月经量是几年来最多的，颜色也正常了。

我说：师父，女生的月经正常，有没有那么重要啊？

师父说：当然重要啊，知道红斑狼疮吗？

我说：红斑狼疮和月经不调有关？这个病听说治不好的吧。

师父说：西医治不好，但不少中医从月经入手，往往能治愈的。

我说：难道男生就不会得红斑狼疮吗？

师父说：很少，你去百科下。

我说：我看看哦，百科上没说红斑狼疮和月经有关啊。

师父说：嗯，没有直接那么写，你重点看看哪些人会得这个病。

我说：……患者绝大多数是 15 至 40 岁的女性……果然和月经有关系。

师父说：所以女生一定要注重这方面，月经正常可以避免很多疾病的。

我说：师父，你给我闺蜜看病的时候，问她罩杯多少干啥？这个和治病有关吗？

师父说：有关系啊，黄煌教授曾用葛根汤治疗月经不调，我记得他说过，葛根汤体质的女生，多数都是 C 罩杯啊。

我说：真的假的？黄煌就是说半夏人容易过敏的那个？

师父说：嗯，他的学说把人的体质或者体型等外貌特征和药物联系起来。

我说：哦。中医的望闻问切会不会太落后，有没有现代科技手段代替望闻问切呢？

师父说：深度学习大概可以掌握望诊和切脉。问诊和腹诊，有点麻烦。

我说：不是让人工智能学习望闻问切，而是用人体某些指标代替望闻问切收集信息。

师父说：不可能的，我需要的信息任何设备检测不了。

我说：比如说呢？

师父说：比如我会问，每天是否都会有大便，大便是否成形。这个除了问，没其他办法了，难道要在每个马桶里装监控吗？

我说：知道这个信息后有啥用呢？

师父说：打个停水的比方。正常情况下，上厕所无论大便小便，都要冲掉吧。某天突然楼下贴了今日停水的通知，那么很有可能小便完暂时就不冲马桶了。

我说：嗯。

师父说：人体也一样啊，当发现停水或者水量不充足时，就会进入节约用水模式，有的人表现为几天一次大便。

我说：师父你意思是很多女孩子便秘，是因为她们节约用水？

师父说：对啊，不仅是便秘，手脚凉和月经量少都是水量不足的表现。

我说：那多喝水就行咯？

师父说：喝水无法补充这种体液的，至于要用什么药，自己去《伤寒论》里找。

我说：是不是甘草干姜汤？

师父说：不错，被你猜对了。

我说：29条我背过的好不好。

师父说：如果大便不成形，那么很有可能是有向下排异的趋势。

我说：吃坏东西拉肚子？

师父说：对，只不过吃坏东西拉肚子一两次就结束了。如果患者每天都便溏，那就顺着向下排异的趋势用药，可以事半功倍。

我说：既然有向下排异趋势，是不是也有向上排异的趋势啊？

师父说：有啊，发烧啊、头痛啊、怕冷啊、出汗啊就是向上排异的趋势，用药顺从趋势，帮助人体汗解。

我说：那有没有上下一起来的，头痛、发烧、怕冷、出汗外加便溏。

师父说：有的，上下一起来的时候，顺着向上的，阻断向下的，要集中兵力排异。32条，你背来听听。

我说：32. 太阳与阳明合病者，必自下利，葛根汤主之。

师父说：葛根汤里的麻黄、桂枝、芍药负责汗解，葛根负责把下解的津液提升上来，阻断下解。

我说：除了要问便便的情况还要问啥？

师父说：吃饭啊喝水啊，都要问的。

我说：详细说说呗。

师父说：基本道理都一样，知道了什么事正常以后，无非就是太过和不及。

我说：一天三顿饭是正常，吃一顿饭是不及，吃五顿饭是太过。有没有一天吃五顿饭的人啊？

师父说：有啊，遇到过一天吃五六顿饭的，还饿，还失眠，体重还下降。

我说：真羡慕他啊，吃那么多还不需要减肥，是不是糖尿病啊。

师父说：是不是糖尿病无关紧要，中医能治就行了。

我说：那怎么治呢？

师父说：自然有药治疗吃不下的，也有药治疗容易饿的。

我说：是什么药啊？师父，你告诉我好不好？

师父说：不好，自己去《伤寒论》里面找。

我说：自己去找，还要师父干吗？

师父说：和数学定理一样，自己证明一遍才有感觉。另外，告诉你《伤寒论》里有已经透露信息了，我找的时候还不确定《伤寒论》里有没有呢。

我说：那是不是有一味药治疗不喝水的，一味药治疗喝水不停的？

师父说：嗯，一味药治疗经常忘记喝水的，但有很多味药都可以治喝水不停的。

我说：师父，你治疗吃饭喝水有啥用？一般患者来不会治疗吃饭喝水吧？

师父说：我不管谁来，得了什么病，我都要治疗吃饭喝水的，中医简单吧。

我说：简单是挺简单的，但是有没有用啊？

师父说：今天就传授你《伤寒论》第一定律。

我说：上次你教的是第三定律。

师父说：上次第三，这次第一。第三定律你还记得吗？

我说：《伤寒论》第三定律，药物只作用在症状上，和引起症状的病因无关。

师父说：听好了，《伤寒论》第一定律，只要符合中医健康标准，人就不会死。

我说：这个听起来很奇怪啊。

师父说：你还记不记得牛顿三大定律？

我说：记得啊。第一定律惯性律，第三定律作用力反作用力，第二定律是个公式 $F=ma$。

师父说：嗯，《伤寒论》定律我是对应模仿了牛顿定律，方便记忆。

我说：没看出来有对应。

师父说：我来换个说法，《伤寒论》第三定律也叫药物作用定律。

我说：哦哦哦，有点感觉了。

师父说:《伤寒论》第一定律又叫作生命惯性律，就是让人怎么继续活下去的。

我说：生命惯性律，这名字不错。符合中医健康标准就不会死，那么中医的健康标准是啥呢？

师父说：有一次，我被莫名其妙拉入一个学佛的群，群里正在讲一个开悟老和尚的故事。

我说：什么故事？

师父说：许多修佛的人都不知道开悟以后的状态是个啥样子，他们听说有个老和尚开悟了，于是决定去看看。

我说：他们看到了啥？

师父说：就看到那个老和尚吃饭，睡觉，上厕所。第二天还是吃饭，睡觉，上厕所。每天都是吃饭，睡觉，上厕所。

我说：然后呢？

师父说：没有然后了呀，看每个人自己的领悟了。

我说：这个没意思啊。

师父说：嗯，我就是觉得大家组团去参观老和尚蛮有趣的。中医的健康标准简单说就是吃饭、睡觉、上厕所都要正常。无论孔子还是苏格拉底，都要吃饭、睡觉、上厕所的。

我说：那说得复杂点呢？

师父说：就是吃喝拉撒睡，手脚冷热，体温、出汗，都要正常，不能太过，不能不及。

我说：切，这个很正常啊，没看出有啥神奇的地方。

师父说：嗯，你觉得稀松平常是吧。我来问你，如果有个肝癌晚期患者，达到了中医的健康标准，他会不会死呢？

我说：肝癌晚期哎，会的吧。

师父说：假如有个肝癌晚期患者，经过中医治疗，居然可以做到胃口不错，一天吃三顿饭，喝水适量，每天一次大便，成形，小便一天三四次，一觉到天亮，手脚温的，不怕冷，不会出虚汗，运动出汗。那么恭喜，他不会死了。

我说：那么肝癌肿瘤呢？

师父说：可能会缩小或者消失，也可能依然存在，都无所谓。只要符合中医健康标准就不会死，哪怕癌症全身。

我说：师父，你哪里来的自信？

师父说：这是某个中医奇人无数次治疗过癌症患者后总结的经验。

我说：这位中医奇人是谁？不对不对，心脏病会猝死的，这个怎么说？

师父说：那是西医的认为，中医看来，心脏病有迹可循的。

我说：哦？

师父说：有个小姐姐说她经常失眠，我问手脚，冰冷的，问大便，一直不成形。我突然想起来那位中医判断心脏病的充要条件，失眠、手足冷、大便不正常。于是我问她，心脏有没有不舒服，她说你怎么知道，我有心脏瓣膜闭锁不全。

我说：那中医能治吗？

师父说：可以啊，中医治疗心脏病，不仅要治好心痛胸闷，还要把睡眠、手脚、大便通通恢复正常，而且患者哪天一旦发现睡眠、手脚、大便有不正常了，赶快找中医治疗，这样永远和心脏病无缘。

我说：中医真的太厉害了。

师父说：西医把肝癌看成隐形的杀手，因为肝癌早期很难查出，一旦查出就是晚期了，但在中医看来并非如此。肝癌患者，很多在确诊之前一年，每天晚上一点钟到三点钟就会醒过来。那么如果在那个时候中医介入，让患者能够入睡，就可以扼杀肝癌于睡眠中。

我说：哦哦哦，原来中医健康标准那么重要。

师父说：对啊，如果一门医学连客观的健康标准也没有，怎么判断治疗过程是往好的方向发展呢？

我说：嗯，有道理。

师父说：这个框架不仅可以检验中医，也能检验西医。比如放疗化疗治癌症，手脚是越来越冷了呢还是越来越热了，胃口越来越好了还是越来越差了，睡眠越来越香了还是时间越来越短了。而且不用通过仪器设备，自己就能检查，如果发现离开中医健康标准越来越远了，那么说明，治疗方案错了。

我说：那怎么把远离健康标准的状态调整过来呢？

师父说：简单啊，都在《伤寒论》里面了。每种太过和不及都有药物对应治疗。

我说：我好期待能学会《伤寒论》啊。以后不相信中医能治疗新冠的，就拿出第三定律，告诉他们，中医治病和病因无关。遇到不信中医能治癌症的，就摆出第一定律，告诉他们能够带着癌生存。

师父说：正确，中医可以从感冒一路治到癌症。

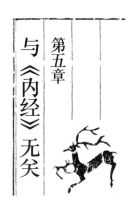

第五章
与《内经》无关

　　闺蜜和男友分手了，想散散心，一起去顾村公园，我就拉上了师父，天气有点热，特意穿了短裙，秀下我的大长腿。

　　进了公园，樱花早已经谢了，找到个大草坪，地垫铺张开，摆上各种水果，酒饮零食，吃的都是闺蜜买的，说要感谢下师父，三人坐下，边吃边喝边聊。

　　草坪上有小孩追闹，远处小火车隆隆开过，天边，云卷云舒，眼前就是师父这个中年大叔，口中似乎还在念念有词。

　　我说：师父。

　　师父说：怎么啦？

　　我说：你嘴里在嘟囔啥？

　　师父说：背《伤寒论》呐。

　　我说：不背《伤寒论》行不行？

　　师父说：不背《伤寒论》，你养我啊？

　　我无语了一会儿，闺蜜在一旁偷笑。

我说：师父。

师父说：又怎么啦？

我说：我养你啊。

师父说：你还是先背出《伤寒论》吧，傻瓜。

闺蜜说：《伤寒论》是本啥书？

师父说：我们现在能看到《伤寒论》容易，古人就难了。

我说：印刷技术不发达。

师父说：嗯，药王孙思邈知道吧，唐朝的，他早年就抱怨说，江南有医家把《伤寒论》藏着掖着，不让看。

我说：药王都看不到啊。

师父说：他晚年终于看到《伤寒论》了，并且记录在《千金翼方》里，有人择出来，成为唐本的《伤寒论》。

我说：古代《伤寒论》就像武功秘籍一样，说不定还传男不传女。

师父说：嗯。我先来讲个故事，话说江湖上有师兄弟两个，一个叫难兄，一个叫难弟。

我插话笑道：一对难兄难弟啊。

师父说：嗯，他们同时得到了师父死后遗留下的武功秘籍……

此处省略五百字。

师父说：从此难兄难弟反目成仇，各自创立了自己的门派，一派重视修炼招数，另一派重视修炼内功。

我说：后来呢？到底哪派更厉害？

师父说：在伤寒高手中，也有派别之分。虽然都尊张仲景为医圣，奉《伤寒论》为经典。但不同派别对经典的解释截然不同，甚至格格不入。

闺蜜说：绕了一圈，原来想说这个。你们是哪门哪派的？

我说：师父，我们是哪一派的？

师父说：我推崇胡希恕，胡希恕说过，方证药证是辨证的尖端，我们可以算方证派的。

我说：哦，除了方证派，还有什么派啊？

师父说：大方向划分的话，还有内经派。

闺蜜说：方证派和内经派关键区别在哪里呢？

师父说：关键就在《内经》，就是《黄帝内经》。《伤寒论》好比招数，《内经》好比内功。内经派认为修炼《伤寒论》需要同时修炼《内经》；方证派则认为直接修炼《伤寒论》即可，《内经》和《伤寒论》无关。

我说：哦，师父你说的方证派和内经派就是修炼《伤寒论》的两条路线。

闺蜜说：同样也是一派重视修炼招数，另一派重视修炼内功。

师父说：对。我来捋一捋内经派的理由。首先，《伤寒论》多数条文只描述症状和方子，并不说为啥会开这个方子，述而不论，好比有了实验数据，但没有解释数据的模型，这给后人留下了建模空间。《内经》恰恰就是描述人体生理病理的集大成者，《内经》解释《伤寒论》，极其自然。

我说：在日心说之前，太阳运行轨迹的数据早就存在，真相和数据之间只差了一个模型。

师父说：有数据没模型正是《伤寒论》的魅力所在。第二，《伤寒论》里的太阳、阳明、少阳、太阴、少阴、厥阴，和《素问·热论》中的六经名称一致。

我说：嗯。

师父说：第三，在《伤寒论》序言里，写了"撰用素问九卷八十一难阴阳大论"几个字，更坐实了仲景看了《内经》后才写出的《伤寒论》。

我说：可是，这句话里没有提到《内经》啊。

师父说：《内经》分成《素问》和《灵枢》。有人分别在《灵枢》和《素问》中各取了一个字作为名字，灵素。

我说：灵素灵素，好名字。那么八十一难是啥，不会是《西游记》吧……

闺蜜也笑了出来。

师父说：八十一难是指《难经》。《西游记》中的八十一难还真可能和《难经》有关，据说，吴承恩和李时珍是好友。

我和闺蜜同时意味深长地哦了一声。

师父说：《难经》和《内经》是一脉相承的，难有责难的意思，针对《内经》提出了八十一个问题。

我说：没人用《难经》取名字吧？

师父说：刚才我说的难兄难弟算不算？

我说：不算。师父，你给我取个名字吧。

师父说：我经常给我家猫猫取名字，你呀，小乔挺好听的。

我说：作为弟子的名字啊，就像少林弟子有个法名。

师父说：少林四大神僧，圆通汇通中通申通，你就叫天天好了。

闺蜜在一旁正喝着果酒，笑得咳嗽起来。

我说：不好听，换一个。

师父说：天天挺好听啊，那就天真，怎么样？

我说：不好，要那种可以引经据典的。

师父说：可以引经据典啊，《内经》第一篇《素问·上古天真论》，你就叫古天真。

我说：不好，你看"真"字下面那两个点，像两个小短腿，我又不是矮脚猫，我可是大长腿。

师父笑着说：那就叫开心吧，你看"开"这个字，腿比较长吧。

我说："心"这个字呢？

师父说：按照《内经》理论，心、肝、脾、肺、肾对应金、木、水、火、土，心属火，火在五行中是腿最长的。

我说：啊？为啥？

师父说：火腿肠呗。

我和闺蜜都笑翻了。

闺蜜说：你给猫咪取的啥名字啊？是不是也和中医相关的。

师父说：有一窝两只小猫，刚生不久就死了一只，只有一只活下来了，所以我叫它独活。

我说：独活，好名字。

师父说：还有一窝好几只的，有的黑色多点，有的白色多点，有一只非常特别，头是黑的，身体白色的，你猜我叫它啥？

我说：叫什么？

师父说：乌头！

我哈哈哈笑道：乌头，叫得好。那么它同窝的呢？

师父说：你笨啊，乌头同窝的，当然是附子啦。

我说：师父，我笑岔气了。

师父继续说：黑色的是黑附子，白色的是白附子。

我又笑翻了。

闺蜜显然没有抓到笑点，虽然带着笑意，拿出一支烟，点燃，望向天边。

师父说：嘿，那个穿着短裙大长腿的同学，笑起来注意姿势啊。

我说：说《伤寒论》啊，说到哪里了啊？

师父说：对呀，被你打岔了，忘记说到哪里了，从头来吧，话说江湖上有师兄弟两个，一个叫难兄，一个叫难弟……

闺蜜呛了一口烟，笑道：能不能让人好好抽支烟了，我去那边。

闺蜜走远后，师父说：怎么就分手了？

我说：她男友有老婆的，一直瞒着她。

师父：有老婆啊？

我说：闺蜜觉得对不起他老婆就分了呗。

师父说：又打岔了说到哪里了？

我说：撰用素问九卷，八十一难，阴阳大论。

师父说：没错，仲景自己都说用了《内经》和《难经》了，内经派理直气壮。

我说：那么方证派为啥反对用《内经》解释《伤寒论》呢？

师父说：要翻案的确有点难度，从成无己注解《伤寒论》开始绝大多数伤寒家都是内经派，胡希恕胡老厉害就厉害在这里了，非常明确地坚定地指出，《伤寒论》和《内经》无关，这个观点拨云见日，明心见性。

我说：胡老之前，方证派无人？

师父说：有，不少日本汉方家也是方证派的。

我说：嗯。

师父说：我说说不用《内经》解释的理由。第一条就是，从《伤寒论》药方的命名规则上就能看出，仲景本人完全不走《内》《难》路线。

我说：什么命名规则？

师父说：《伤寒论》有113个方子，这些方子不全是仲景所创造，《伤寒论》不会凭空出世，晋代皇甫谧说仲景的著作是《论广汤液经》，但《汤液经》这本书已经失传了。后来出土了晋代陶弘景的《辅行诀》，上面记录了许多《汤液经》的方子。这些方子和《伤寒论》方子比较，或者相近，或者一样。比如有个小阳旦汤，就是桂枝汤。

我说：怪不得，第三十条，有一句"证像阳旦"的话。

师父说：《辅行诀》里记录的方子有，大阳旦汤小阳旦汤，大小阴旦汤，大小补肝汤，大小泻肝汤，大小补心汤，大小泻心汤，大小补肺汤，大小泻肺汤，等等。

我说：心、肝、脾、肺、肾五脏都有补泻汤，还分大小。

师父说：对的。《难经》中有句话，东方实西方虚，泻南补北。

我说：这句话啥意思呢？

师父说：《内经》认为，东方属木对应肝，西方属金对应肺，南方属火对应心，北方属水对应肾。

我说：嗯。

师父说：这句话意思是，如果发现肝实肺虚，那么调整的手段就是补肾泻心。

我说：啊，我知道了，就是用《汤液经》里的补肾汤和泻心汤的合方。

师父说：对了，再来看《伤寒论》，原来用阴阳五行的汤名称全部改掉，用桂枝汤、小柴胡汤等药名替代，只剩下泻心汤名称保留，但仲景的心指心下，就是胃的位置，和心、肝、脾、肺、肾无关。

我说：如果仲景走的是《内》《难》路线的话，他是不会那么彻底修改方名的。或者说，仲景既然这样命名药方，也许就是想撇清《伤寒论》和《内经》的关系。

师父说：就是这个意思。

我说：那么《伤寒论》里为什么会出现《内经》的文字，特别序言里还要提一句呢？

师父说：《伤寒论》大约成书于公元200年，也就是官渡之战的年份，书简在战乱中散落，后来由晋代王叔和整理。王叔和在整理过程中，夹带了不少私货，比如《辨脉法》和《平脉法》，都是王叔和写的，放了《伤寒论》的最前面。王叔和是个内经家。

我说：隔壁的王叔叔……

师父说：现在我们看到的《伤寒论》是宋本《伤寒论》，里面不止出现一次"恐非仲景意"的文字，说明《伤寒论》的内容不全是仲景写的。

我说：哪些内容出自仲景，哪些出自旁人能分辨出吗？

师父说：这就要看伤寒大师们的功力了，比如胡希恕认为，六经欲解时的条文以及方后药的加减都不是仲景写的。

我说：哦。

师父说：比如陆渊雷考证，宋本的第四第五第八条，以及少阴病的三急下，都是内经家写的，具体可以去看娄绍昆的《中医人生》这本书。

我说：嗯，难道没有一个只有仲景文字、不夹杂后人文字的《伤寒论》版本？

师父说：的确没有。包括唐本和宋本，都是混合一起的。

我说：真可惜。

师父说：嵇康死前弹奏过一曲《广陵散》，并且说《广陵散》从此成为绝响，《广陵散》从此失传。

我说：仲景纯净版《伤寒论》也算失传了吧。

师父说：嵇康之后没有《广陵散》，不代表嵇康之前没有。就有人认为《广陵散》曲谱很可能在某个汉代古墓中作陪葬品。

我说：师父你意思是在唐宋之前的古墓里找？我们要去盗墓吗？什么时候出发，我去准备洛阳铲和黑驴蹄子。

师父说：盗你个头。在我国的确没有，但是日本有。

我说：我知道了，在内经家没污染《伤寒论》之前，《伤寒论》传到了日本，并且保存下来了。

师父说：日本有个康平本《伤寒论》，康平本的条文有三种格式，顶格写的条文称为原文，空出一格写的条文称为准原文，空出两格写的条文称为追文。另外在正文中还有嵌注和旁注。

我说：难道康平本多了很多内容？

师父说：不是。对比宋本和康平本，我们发现，宋本相当于把康平本的原文、准原文、追文、嵌注、旁注混合在一起，完全当作正文，不加区分。

我说：难道是医生自己在书上写写东西，做做笔记，结果被后人一起印刷出来了？说不定这个过程还不止一次。

师父说：对。看格式至少两人经手《伤寒论》。

我说：那么方证派高手们推测不是仲景原文的条文是不是不在康平本的原文中？

师父说：是的。另外一些比较突兀的条文，比如肝乘脾、肝乘肺之类，也不是康平本的原文部分。

我说：那《伤寒论》岂不是简单多了？

师父说：简单的才是对的。

我说：要不来一条看看？

师父说：好的。宋本的：

148. 伤寒五六日，头汗出，微恶寒，手足冷，心下满，口不欲食，大便硬，脉细者，此为阳微结，必有表，复有里也。脉沉，亦在里也。汗出，为阳微。假令纯阴结，不得复有外证，悉入在里，此为半在里半在外也。脉虽沉紧，不得为少阴病。所以然者，阴不得有汗，今头汗出，故知非少阴也。可与小柴胡汤。设不了了者，得屎而解。

我说：那么康平本的呢？

师父说：148.伤寒五六日，头汗出，微恶寒，手足冷，心下满，口不欲食，大便硬，脉细者，可与小柴胡汤，设不了了者，得屎而解。

我说：中间一大坨的，都是注解？

师父说：对啊，那货没明白仲景啥意思，胡乱注解，搞得后来人也不知道啥意思了。

我说：那 148 条啥意思呢？

师父说：简单啊。首先，微恶寒，说明病不严重，应该桂枝汤就好的，他为啥没好呢？

我说：为啥呢？

师父说：他有心下满，就是胃胀，我们看桂枝汤条文知道，生病了不能吃生冷食物的，因为人体的精力放在抗病上，没功夫消化食物。如果吃了会怎么样呢？当然病不会好，而且腹胀，不消化啊。

我说：哦。

师父说：胃蠕动的时候，能量集中在胃里和食物斗争，顾不上四肢，自然手足冷。

我说：有道理。

师父说：另外胃和出汗关系很密切，胃出问题了就无法正常出汗，头汗出也和胃蠕动有关。这点以后讲到其他条文时候还会有。

我说：哦。

师父说：这人病了五六天了，可能要转少阳了，但还没转，因为没有少阳证。于是仲景给了小柴胡汤，这里小柴胡汤不是治他的，而是预防转入少阳的，所以仲景也不确定能不能喝完药就好，写的是可与，不是主之。如果没好，也不用担心，病不能转少阳，一旦人体解决了胃里面的麻烦，自然可以把轻微的外邪去除掉，所以才说得屎而解。

我说：明白了。宋本里的到底在说啥啊？又是阳微结，又是纯阴结。

师父说：我也不知道他在说啥，后来的伤寒家还拼命解释，唉。

我说："撰用素问九卷，八十一难，阴阳大论"，这句话是不是也不是原文？

师父说：也是后人的注。

我说：康平本《伤寒论》就是本派修炼的秘籍。

这时候闺蜜抽完烟走回来。

师父说：美女，要不等会儿去烫个头发，改变下形象？

闺蜜疑惑道：头发不好看吗？

师父说：挺好看啊。不过看你抽烟喝酒的，就想到了烫头，这到底是为什么呢？

闺蜜微微一笑很倾城。

我说：切，快五点了，我们走吧。

师父说：垃圾分类。

我说：好。

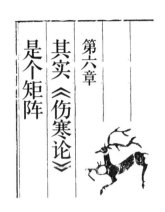

第六章　其实《伤寒论》是个矩阵

我约师父去迪士尼玩，坐在地铁上，还要很长时间才能到达目的地。

我说：师父，开始讲课吧。

师父说：我应该找一个富二代当弟子，这样就不用辛苦坐地铁了。

我说：切，本姑娘以后肯定就是白富美了。中医里有没有富二代拜师学艺的啊？

师父说：有啊，李东垣就是，很久没听罗博士讲故事了。

我说：哦，罗博士是谁？

师父笑着说：罗博士啊，就是一个姓罗的中医博士呗。

我说：好吧。

师父说：话说某年的九月份，我这边搬来了两个新室友。

我说：男生女生啊？

师父说：女生，她们一起住在朝北的小房间里。

我说：师父，你让她们住小黑屋。

师父说：不是小黑屋，窗户很大的。其中有一个天天吃从老家寄来的酸枣，另一个是做室内装修的。

我说：然后呢？

师父说：我那个小黑屋，呸，小房间是有插销的，里面插上后，外面打不开的。有一次装修妹和我在厅里聊天，酸枣妹先回房睡了，等装修妹要去睡觉时，发现房门打不开了。

我说：里面锁了？

师父说：嗯。于是各种狂敲门打手机，就是没反应。我还以为酸枣妹出啥事了，装修妹说她睡着了就是这样的。

我说：睡得那么死沉。然后呢？

师父说：然后我也回房睡觉了，装修妹就在厅里对付了一夜。

我说：切，真没劲。

师父说：同样的戏码过了几天又上演了一次。

我说：酸枣妹是不是给你和装修妹制造机会啊，你应该对装修妹说，你睡我的床，我睡厅里，这样故事就开始了。

师父说：切，懒得烦。

我说：她们还住你这里吗？

师父说：早就搬走了。

我说：那我介绍个美女来住小黑屋。

师父说：介绍你个头，酸枣妹从小爱吃酸枣，吃枣帮助睡眠，记住了没。

我说：哦，她吃的是酸枣，不是大枣。

师父说：大枣也一样。娄绍昆在《中医人生》这本书里提到用甘麦大枣汤治疗小朋友梦游的医案。

我说：师父今天你要讲睡眠吗？

师父说：今天讲桂枝汤。桂枝汤包括了五味药，从大枣开始讲。

我说：大枣能治睡眠浅多梦。

师父说：对。另外我发现仲景在有小便不利的时候不太用大枣。在大青龙汤、葛根汤、桂枝汤条文里没有小便不利，有大枣。而在柴胡桂枝干姜汤、小青龙汤、真武汤里有小便不利，没有大枣，但这个不绝对。大枣讲完了。

我说：哦，好快啊。

师父说：然后是生姜，生姜化生津液，这个等到讲干姜的时候讲。生姜也治疗流鼻涕，治疗恶心呕吐，你12条背来听听。

我说：12. 大阳病——

师父打断说：虽然让你背的是康平本，但有些约定俗成的名称还是按宋本的来。比如用太阳病，不用大阳病。用真武汤，不用玄武汤。用四逆汤，不用回逆汤。

我说：12. 太阳中风，脉阳浮而阴弱，啬啬恶寒，淅淅恶风，翕翕发热，鼻鸣干呕者，桂枝汤主之。

师父说：鼻鸣干呕，就是生姜证。接下来是甘草，你说说看。

我说：311. 少阴病，二三日，咽痛者，可与甘草汤，不差，与桔梗汤。

师父说：甘草可以治咽痛，很好，还有吗？

我说：上次讲炎症风暴的时候，炙甘草大量用是阻止炎症风暴，少量用是预防炎症风暴。

师父说：不错。还有吗？

我说：不知道了。

师父说：仲景在下解的时候不用炙甘草，比如大承气汤、大柴胡汤。另外有些为啥不用，我也不知道，比如黄芪桂枝五物汤、柴胡加龙骨牡蛎汤、麻黄附子细辛汤。

我说：所以师父你不敢加减经方。

师父说：对经方要有敬畏心。来背下 76 条。

我说：76. 发汗后，水药不得入口，若更发汗，必吐下不止。发汗吐下后，虚烦不得眠，若剧者，必反复颠倒，心中懊恼，栀子豉汤主之。若少气者，栀子甘草豉汤主之。若呕者，栀子生姜豉汤主之。

师父说：这里看出，生姜治疗呕，没问题。甘草治疗少气，那么少气是啥意思？

我说：《伤寒论》里少和小经常通用，比如小腹就是少腹，少腹就是小腹。所以嘛，少气就是小气，条文意思是如果那个人平时很小气就要用甘草。

师父说：脑洞不小，非常好。我也不确定。有一次我治疗一个患者睡眠差，多梦，不爱喝水，大便好几天一次，手心特别热。

我说：师父你开了啥？

师父说：半夏泻心汤。喝完后，全面改善，说原来没力气的，走几步就要喘，现在好多了。这个事先没说，纯属意外，当时我就怀疑和甘草有关。

我说：甘草能让人有力气啊。

师父说：不确定，最近在治一个高血压，出汗非常多，尿频，没力气，我开了芍药甘草附子汤。喝完有力气非常明显。

我说：半夏泻心汤和芍药甘草附子汤交集只有炙甘草。

师父说：是的，这条以后继续验证。我们讲一下芍药，29 条。

我说：29. 伤寒脉浮，自汗出，小便数，心烦，微恶寒，脚挛急，反与桂枝汤，得之便厥，咽中干燥、吐逆者，作甘草干姜汤与之。若厥愈足温者，更作芍药甘草汤与之。若胃气不和，谵语者，小与调胃承气汤。若重发汗，复加烧针，得之者，四逆汤主之。

师父说：脚挛急是小腿抽筋，汉代脚指的是小腿，足才是脚。芍药甘草汤治的就是这个。

我说：条文没说芍药甘草汤治的是脚挛急。

师父说：这个在 30 条有提到，另外历代用芍药甘草汤治疗脚挛急的医案不少。郝万山带的一个班，参加足球比赛，因为平时缺乏锻炼，场上总是抽筋，于是郝万山出了个馊主意，让他们喝芍药甘草汤。

我说：然后呢？

师父说：他们的确不抽筋了。

我说：那挺好啊，为啥说是馊主意？

师父说：体育比赛不让运动员吃啥药？

我说：兴奋剂！

师父说：对啊，兴奋剂就是麻黄一类的药，能增加运动员爆发力，芍药是放松肌肉的，他们虽然不抽筋了，也没爆发力了，最终输了比赛。

我说：哦，果然不是好主意，为啥说芍药放松肌肉，不是炙甘草的作用呢？

师父说：这个从条文里可以看出来的，在芍药甘草汤之前用了甘草干姜汤，炙甘草量很大，如果是炙甘草放松了肌肉，那么就用不到芍药甘草汤了。

我说：哦。

师父说：芍药证可以是小腿抽筋，也可以是腹胀腹痛，279条。

我说：279. 本太阳病，医反下之，因而腹满时痛者，桂枝加芍药汤主之。大实痛者，桂枝加大黄汤主之。

师父说：你是不是又想问治疗腹痛的为啥不是桂枝、炙甘草、生姜、大枣？

我说：师父，你真了解我。

师父说：因为桂枝汤条文里没有腹痛，加量芍药后有了腹痛，自然是芍药的功劳。

我说：可是桂枝汤里已经有芍药三两了啊，怎么就治不了腹痛呢？难道非要用到六两才能治腹痛？

师父说：这个问题不错。在桂枝汤里芍药似乎起了保护作用，削减了桂枝的损害，所以有桂枝，芍药用到六两才能治疗腹痛，没有桂枝，三两也行。316条。

我说：316. 少阴病，二三日不已至四五日，腹痛小便不利，四肢沉重疼痛，自下利，其人或咳或小便利，或下利，或呕者，真武汤主之。

师父说：你看，有芍药，有腹痛。

我说：原来《伤寒论》是这么看的呀！

师父说：你发现了什么？

我说：把有芍药方子的条文都罗列在一起，找到共同症状，很可能就是芍药证。

师父说：很好，再给你两条，找找共同点。28条，103条。

我说：28.服桂枝汤，或下之，仍头项强痛，翕翕发热，无汗，心下满微痛，小便不利者，桂枝去桂加茯苓白术汤主之。

103.太阳病十余日，反二三下之，后四五日，柴胡证仍在者，先与小柴胡汤，呕不止，心下急，郁郁微烦者，为未解也，与大柴胡汤，下之则愈。

师父说：背得挺熟啊，来分析分析。

我说：还是芍药证，两条都有心下，心下满微痛，心下急。

师父说：正确，《伤寒论》的心中就是最下面两根肋骨交界点，心窝子。心下在心中的下方，就是胃的位置。

我说：就是胃的各种不舒服都可以是芍药证。

师父说：心下满，就是胃胀，这里大概是茯苓白术证，微痛才是芍药证。心下急，是胃筋挛，是芍药证。这两个条文放一起，除了能看出芍药证外，还能看出两点，第一，仲景喜欢先用汗解，不行了才用下解。

我说：103条可以这么理解，28条一开始又不一定是仲景治的。

师父说：28 条有个仍字，说明仲景知道他们之前的情况，所以很可能就是仲景治的。

我说：好吧。那么第二点呢？

师父说：第二，发汗不解和胃不舒服有关，换句话说胃是否正常和能否汗解成功息息相关，这也是为啥桂枝汤里有芍药的原因。

我说：胃不好不能发汗。

师父说：还隐藏了一点，仲景的言下之意是，喝完药没好，就说明不对，要换药，经方是立竿见影的。

我说：有道理，仲景压根没想过中药会慢啊。

师父说：学会怎么解《伤寒论》了？

我说：单个条文就是一个症状向量对应一个药向量，整个《伤寒论》就是症状矩阵对应药矩阵，学习开方就是求解这个超级大的方程组。

师父说：解药证的确就是那么解出来的，但仅仅靠《伤寒论》解出来的只能是通解。

我说：信息量不够？

师父说：嗯，必须借助大量医案完善方程组。

我说：哦。

师父说：你背一下 21 条。

我说：21. 太阳病，下之后，脉促胸满者，桂枝去芍药汤主之。

师父说：这里的胸满，是胸闷的意思。

我说：如果患者有胸闷，就不能用芍药？

　　师父说：胸闷如果用了桂枝就别用芍药，但如果没用桂枝，可以用芍药的，胡老喜欢用大柴胡汤治疗胸闷喘气，大柴胡汤里有芍药。至于大柴胡汤为啥可以治疗胸闷喘气，以后再说。

　　我说：哦。

　　师父说：从 21 条可以看出胸闷是桂枝证。上次你闺蜜喝五苓散，我记得是有胸闷的，五苓散有桂枝没有芍药，就可以解胸闷。

　　我说：嗯，终于说到桂枝了。

　　师父说：来背下 13 条、15 条。

　　我说：13. 太阳病，头痛发热，汗出恶风者，桂枝汤主之。

　　15. 太阳病下之后，其气上冲者，可与桂枝汤。

　　师父说：可以看出，头痛、发热、汗出、怕冷、怕风、气上冲都是桂枝证。

　　我说：桂枝证好多呀。

　　师父说：用到桂枝的方子更多，凡是用到桂枝的方子都可以治疗桂枝证。

　　我说：五苓散，柴胡桂枝干姜汤，桂枝人参汤，乌梅丸，这些包含桂枝的方子都能治疗头痛、发热、汗出、怕风、气上冲、胸闷？

　　师父说：是的，包含桂枝的方就能治桂枝证。

　　我说：这个信息量有点大。

　　师父说：比如柴胡桂枝干姜汤条文里有头汗出，汗出就是桂枝证，如果有个人没有头汗出，但是有气上冲，一样可以用。

　　我说：哦。

　　师父说：比如苓桂术甘汤条文里有气上冲胸，这个是桂枝证，如果有个人没有气上冲胸的症状，但是有汗出，同样可以用。

我说：还可以这样换来换去的？

师父说：当然可以啊，这个胡老虽然没明确说，但是我从胡老讲《伤寒论》的字里行间能听出来的。

我说：咋听出来的？

师父说：比如茯苓甘草汤条文很简单，没有桂枝证，但胡老认为茯苓甘草汤既然包含了桂枝这味药，那么也就可以治桂枝证。甚至，只有患者身上出现了桂枝证，比如气上冲，用茯苓甘草汤才更有把握。这个就是药证了。

我说：哦，有点懂了。胡老强调的方证药证，我还以为就是对条文。

师父说：对条文只是本门粗浅的基本功夫，只有掌握了药证心法，才能窥见《伤寒论》上乘医学的精微奥妙。

我说：有啥精微奥妙？能不能先说说看呀。

师父说：掌握药证心法后，你眼中看到的大部分病，就是照着《伤寒论》生的。

我说：记住了，这个要慢慢领悟。

师父说：接下来讲桂枝的禁忌证，这个是我读《伤寒论》读出的不传之秘，独此一家。

我说：是啥，师父你告诉我呗。

师父说：胡老说太阳少阴都属于表，很好，太阳病几乎都用到了桂枝解表，但是少阴几乎没有用桂枝的条文。

我说：有的，半夏散及汤里有桂枝，治疗咽痛的。

师父说：问题就在这里了，在康平本里，这条不是原文，另外，仲景用到半夏一般会同时用姜，这里没有，如果把这条去掉，那么可以得出一个结论。

我说：少阴不用桂枝！

师父说：是的，但是少阴这个概念太模糊，有一次看日本人的医案，有个姓藤的说麻黄附子细辛汤对喉咙痛的感冒发烧特别有效，另一个姓大的说喉咙痛而且怕冷但多穿衣服又怕热容易出汗的感冒发烧，越婢汤有效。

我说：都有喉咙痛，都有感冒发烧，都有麻黄，都没有桂枝！

师父说：于是我又发现，少阴病频繁出现一个症状，但其他篇里基本看不到。

我说：咽痛！

师父说：对的，所以我得出的结论是，桂枝的禁忌证就是咽痛。

我说：师父，你真是个天才。

师父说：我也觉得。

我说：脸皮很厚的那种。

师父说：脸皮厚的天才也是天才。

我说：不一定是中医天才，但绝对是读《伤寒论》的天才。

师父说：咽痛的感冒发烧不能用桂枝汤，也不能用麻黄汤，这点不少人发现的，比如写《本能论》的郭生白郭老，所以他提出了透表的概念。他认为咽痛的感冒发烧，《伤寒论》治不了，非要用温病理论不可。但我觉得少阴篇就能治咽痛的发烧啊。

我说：师父，你觉得《伤寒论》可以治疗温病？

师父说：温病理论能治的病，《伤寒论》都可以治，而且，速度更快，疗效更好。

我说：那么温病理论对于《伤寒论》来说是一种倒退咯？

师父说：我本来是那么认为的，但这次疫情改变了我的想法，古人的知识固然有局限性，但不会愚蠢，而且历代的温病大家都是伤寒大家。

我说：嗯。

师父说：《伤寒论》有个特点，同样的病毒感染的不同患者，症状可能不同，用的方子也不同。

我说：药物作用在症状上，和引起症状的病因无关。

师父说：这种对人开方的模式，来一百个患者可能会开出几十种方子，医生必须给每个患者诊断。这种个性化诊疗模式平时没有任何问题，但如果疫情来了，一下子会冒出许许多多的患者。

我说：哦，医生根本来不及治！

师父说：是的，可能治疗的速度赶不上传染的速度，而且医生要和每个患者接触，被感染的风险非常大。

我说：那怎么办呢？

师父说：假设你都会治，但是来不及治，你会怎么办？你想想。

我说：教会别人，一起治，但，没那么快啊。找到几种典型的方，然后给所有人喝合方。

师父说：问题就在这里了，《伤寒论》不能合方，有的人不能用麻黄，用了可能会加重病情，有的人又必须用麻黄，怎么办？

我说：有没有代替麻黄的药啊，对症的人喝了病会好，喝错了也不会加重病情？

师父说：你说到点子上了，温病派的药和伤寒派的药大不同，特点就是吃错了也吃不死人，而且可以开几十种药一起。

我说：这样就可以合方了。

师父说：因为无法对个体开方，开方的对象变成了群体，所以开方的依据也从个体的症状转到群体的共同环境，对天地开方。

我说：我知道了，《伤寒论》是单体法术，温病理论是群攻法术。

师父说：对的，就是这个意思。这种做法不是没有代价的，代价就是疗效下降了。

我说：为了兼容性牺牲了性能。

师父说：想明白这点后，我就不再鄙视温病派了。

我说：师父你以前是鄙视温病派的呀。

师父说：我起初受到倪师影响，觉得温病派开的药一大堆，治不好大病，也吃不死人，这次疫情后就知道了，这是为绝大多数轻中症患者准备的。

我说：如果温病派中医不明白这个道理，天天用群攻法术打个体，肯定没啥疗效。

师父说：这个比喻不错，我们来看《伤寒论》第一定律的健康标准，还记得吗？

我说：吃喝拉撒睡，手脚冷热，怕冷出汗。

师父说：今天学到的，能解决健康标准里的什么问题？

我说：怕冷出汗是桂枝证，大枣帮助睡眠。师父。你讲的一条主线就是要填完这个中医健康标准的坑？

师父说：是的。

我和师父走出站来，迪士尼小镇的音乐声响起。

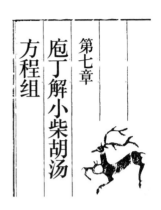

第七章　庖丁解小柴胡汤方程组

两周前手被笨笨抓伤了，之前打过狂犬疫苗，所以这次伤口就简单用清水肥皂洗了下，涂了碘伏后没去管它。

没想到大约过了一周，伤口处越来越痒了，已经结痂的周围都又肿起来，又痛又痒又烫。

问了师父，师父让揭开结痂，挤出脓水后涂一点消炎药。涂了头孢后似乎好了点，但是两个小时后又开始痒了，而且感觉有点恶心想吐了。

师父说有恶心就好办了，问我今天喝水多少，我想了想，几乎没喝水，师父问家里是否有小柴胡颗粒，我说有。

喝了一包小柴胡颗粒后，恶心感逐渐消失，第二天起床后就感觉非常非常口渴，一整天喝了好多好多水，伤口基本不痒了，现在完全好了。

今天请师父去吃一风堂拉面庆祝下。

我说：师父，这次你要仔细讲讲小柴胡汤，为啥连猫抓伤都能治。

师父说：你有小柴胡汤证啊，用小柴胡汤自然有效的。

我说：是恶心想吐吗？

师父说：是的，这是半夏证。呕而发热者，小柴胡颗粒主之。

我嘻嘻笑道：我有呕但没有发烧啊，怎么就算对上条文了呢？

师父说：你伤口发烫没？

我说：伤口发烫也是发热？不一定非要发烧的？

师父说：是的，这是黄芩证。

我说：师父，你别突然就冒出来个黄芩证呀，和上次一样用方程组解一下呗。

师父说：小柴胡汤，柴胡、黄芩、半夏、人参、生姜、大枣、炙甘草。生姜、大枣、炙甘草上次说过了，柴胡、黄芩、半夏、人参，你分析分析能看出啥药证来？

我说：33.太阳与阳明合病，不下利但呕者，葛根加半夏汤主之。

172条的后半段，若呕者，黄芩加半夏生姜汤主之。

这次我有呕，小柴胡汤也有半夏，所以半夏证是呕。

师父说：嗯，还有吗？

我说：其他不知道了。

师父说：我们来解方程组，方程96和方程147。

我说：96.伤寒五六日，往来寒热，胸胁苦满，默默不欲饮食，心烦喜呕，或胸中烦而不呕，或渴，或腹中痛，或胁下痞硬，或心下悸，小便不利，或不渴，身有微热，或咳者，小柴胡汤主之。

147.伤寒五六日，已发汗而复下之，胸胁满微结，小便不利，渴而不呕，但头汗出，往来寒热，心烦者，柴胡桂枝干姜汤主之。

师父说：把小柴胡汤的或条文去掉，和柴胡桂枝干姜汤比较。同时比较相同的条文和相同的药。

我说：都有柴胡、黄芩、炙甘草，都有胸胁满，往来寒热，都有心烦，都有姜。

师父说：嗯，把共有的去掉后，看看哪些条文和药96条有但是147条没有。

我说：少了半夏、人参、大枣，少了喜呕和默默不欲饮食。

师父说：去掉大枣可能和小便不利有关，先不去讨论，喜呕是半夏证，剩下来就是默默不欲饮食了。

我说：默默不欲饮食，就是不爱吃东西呗。除去大枣和半夏，就剩下人参了，难道人参证是不想吃东西？

师父说：很好，但还要再仔细点，饮食要分开看，默默不欲饮食分成不欲饮和不欲食。

我说：《伤寒论》有那么精确到字吗？

师父说：有的，当时字是刻在竹简上的，所以刻的时候有时间和成本去反复斟酌。

我说：不欲饮和不欲食到底哪个是人参证呢？还是都不是。

师父说：我们在96条和147条基础上再引入一个方程，41条。

我说：41.伤寒心下有水气，咳而微喘，发热不渴，小青龙汤主之。

师父说：你注意到不渴没，和不欲饮遥相呼应的。

我说：小青龙汤和小柴胡汤都不喝水，两个方子共同有的药是半夏、甘草、姜，所以不喝水是半夏证。

师父说：正解。你背的是康平本原文，41条还有一句注，在宋本里是正文。

我说：这个我知道，"服汤已，渴者，此寒去欲解也"。

师父说：意思就是本来不口渴的，喝了药口渴了，病就要好了。寒去两个字是纯粹臆想。前一阵治一个咳嗽的，发现不爱喝水，用了半夏厚朴汤，喝了好多水，咳嗽就好了。

我说：啊，我知道了。怪不得被笨笨抓伤喝了小柴胡颗粒后第二天，我喝了那么多水，原来是半夏的作用。看来不仅是小青龙汤，带半夏的方子都可以的。

师父说：嗯，最后的不欲食的确是人参证，仲景的人参都是党参。至于人参证的其他证据，等讲到口渴时再说。

这时候我们点的拉面上来了。

我说：师父，你喜欢吃拉面不？

师父说：喜欢啊，"和府捞面"和以前的"味千拉面"，都喜欢啊。有篇短篇小说，《一碗阳春面》，看过没？

我说：看过啊，课本里的，老板给母子偷偷加了量，还不敢多加。

师父说：翻译得很烂，我是想不明白过年吃一碗软塌塌的阳春面有啥好满足的，即使生活艰辛，哪怕一碗白米饭加一勺猪油都能吃得比一碗阳春面香甜啊。后来才知道是翻译的问题。

我说：翻译有啥问题？

师父说：原文标题是《一碗清汤荞麦面》，被翻译者自作聪明地修改了。

我说：哦，果然不一样了。

师父说：是啊，如果不随意改，我们吃荞麦面的时候还能多份浇头。

我说：我也想吃一碗清汤荞麦面。

师父说：没浇头，吃得下？

我说：吃得下啊，听师父讲《伤寒论》可以当浇头。

师父说：那我也要一碗，听你拍马屁也能当浇头。刚才《伤寒论》讲到哪里了？

我说：接下来是柴胡和黄芩。

师父说：333条有"反与黄芩汤撤其热"，说明黄芩很可能有祛热的功效，那么黄芩祛的是什么热呢？

我说：祛的是什么热呢？

师父说：《金匮要略·妇人产后病脉证治》有云，四肢苦烦热，头痛者，小柴胡汤主之。头不痛但烦者，千金三物黄芩汤主之。两个方都有黄芩，都治四肢苦烦热。

我说：嗯，黄芩很有可能是祛四肢热。

师父说：好，现在关键来了。《伤寒论》里柴胡常常和黄芩配伍是吧？

我说：是啊，我都以为黄芩是柴胡伴侣了。

师父说：有没有柴胡不和黄芩配合的方子？有柴胡但没有

黄芩？

我说：我想想哦，小柴胡汤，大柴胡汤，柴胡桂枝汤，柴胡桂枝干姜汤，柴胡加龙骨牡蛎汤，都有黄芩哎。

师父说：再想想。

我想了想说：找到了，四逆散！柴胡、炙甘草、赤芍、枳实，四逆散没有黄芩。

师父说：很好，你再想想为啥四逆散没有黄芩呢？

我说：为啥啊？不知道。

师父说：从刚才推测出的黄芩作用，再想想。

我边低头吃面边想，黄芩祛热，祛四肢烦热，为什么四逆散里没黄芩？祛四肢热，四逆散。

突然脑中灵光一现，脱口而出道：我知道了！

嘴里正好喝了一口汤，呛得咳嗽起来。

师父微笑说：想到什么了？慢慢说。还敢把听我讲《伤寒论》当浇头吗？

我说：浇头辣点更下饭。因为四逆散治的就是手脚冷的人，黄芩作用是祛掉手脚的热，当然不能用黄芩。

师父说：很好，就四逆散不用黄芩就能说明黄芩证是手足热。其他医家无法解释是四逆散哪个药治的手足冷，恰恰是因为不用药才治的手足冷，这是药方的留白。

我说：原来方程还可以这么解。

师父说：仲景组方严谨，经方千锤百炼，绝对不能加减，从不用什么药是能看出方证的。

我说：嗯。

师父说：麻黄汤和大青龙汤条文没有胸闷，但是可以治胸闷，甚至大青龙汤证必有胸闷，知道为啥吗？

我说：没有芍药。

师父说：是的。有桂枝无芍药就能治胸闷。

我说：那么柴胡桂枝干姜汤和柴胡加龙骨牡蛎汤也可以治胸闷。

师父说：柴胡加龙骨牡蛎汤有胸满烦惊。

我说：对哦，条文里写出来了。

师父说：除了手足热，黄芩还有其他证，我们继续解方程组，34条。

我说：34.太阳病，桂枝证，医反下之，利遂不止，喘而汗出者，葛根黄连黄芩汤主之。

师父说：葛根黄芩黄连汤能治喘，胡老喜欢用大柴胡汤治腹满而喘，所以推测黄芩治喘。

我说：师父，你引入了《伤寒论》以外的方程约束。

师父说：读《伤寒论》要从《伤寒论》里找方程，也要从患者和医案中找方程。只看《伤寒论》是解不出来所有药证的。

我说：哦，手足热和喘在96条里没有体现。

师父说：心烦和黄芩关系密切，但条文里的心烦是否就是现在我们理解的心烦，不好说。

我说：剩下来的往来寒热、胸胁苦满，就是柴胡证咯？

师父说：柴胡、黄芩的往来寒热和小发汗法的"如疟者一日再发"，很难区分，所以柴胡证只能从胸胁苦满入手了。

我说：那么胸胁苦满是啥意思呢？

　　师父说：胸胁苦满分成两个部分，一个是胸满，就是胸闷，另一个是胁下满，就是两侧胁下胀满不舒服。

　　我说：胸闷，不是桂枝证吗？

　　师父说：胸闷主要考虑桂枝，但当桂枝无法使用时，柴胡也行。胡老大柴胡汤治腹满而喘是有胸闷的。

　　我说：有胸闷还用芍药？

　　师父说：可以用啊，只有在用桂枝治胸闷时才不能有芍药。

　　我说：有点绕，胸闷用桂枝不能有芍药。

　　师父说：嗯，一个患者，胸闷，恶心，胃口差，有点发烧。

　　我说：小柴胡汤。

　　师父说：对啊，但如果说胸闷是桂枝证，怎么加？

　　我说：柴胡桂枝汤。

　　师父说：柴胡桂枝汤有芍药，不行。

　　我说：柴胡桂枝干姜汤。

　　师父说：也不行。柴胡桂枝干姜汤条文有渴而不呕，所以有恶心的不用。

　　我说：柴胡加龙骨牡蛎汤。

　　师父说：这个可以，但是龙骨、牡蛎浪费了。

　　我说：最后用啥治疗的？

　　师父说：就是小柴胡颗粒，喝了两包，胸闷恶心好转。这种情况用不上桂枝，胸闷是柴胡证。

　　我说：我一开始说对了。

　　师父说：还有，如果有明确的芍药证，必须用芍药，此时有胸闷就肯定不是桂枝，要用柴胡。

我说：柴胡胸闷排在桂枝后面。

师父说：柴胡证最主要还是胁下满。两侧肋骨下感觉到胀或者痛，如果没有感觉，可以用手按压，有压痛也是柴胡证。

我说：按压两侧，只要有一侧不舒服就算柴胡证？

师父说：是的。按压腹部寻找用药依据，叫作腹诊，日本人发展得非常好。

我说：还有什么药需要腹诊啊？

师父说：日本人的腹证是可以直接当方证用的，比较复杂。我教你个简单的，按痛可以认为是轻微的痛。

我说：比如有个人没有腹痛，但是按压腹部会痛，那么就认为他有轻微的芍药证？

师父说：是的。

我说：师父，我知道大柴胡汤的方证了。

师父说：说说看。

我说：大柴胡汤有肋下按痛，腹部按痛，手足温热，喝水少，睡眠不好。

师父说：你现在可以这么理解，有柴胡证，腹部或者胃部不舒服都可以考虑大柴胡汤。

我说：师父，大柴胡汤里要不要有大黄？《伤寒论》里的大柴胡汤没有大黄，但很多人用大柴胡汤会有大黄。

师父说：我一般不加，但胡老是加的。

我说：师父你为啥不加？

师父说：第一，大柴胡汤不加大黄是七味药，加了大黄是八味药。《伤寒论》中药方后的煎煮法说的是七味药，所以应该不会是竹简缺失，遗漏了大黄，而是真的没有大黄。

第二，一般有大黄的方子，大黄会后下，同样在煎煮法里没有见到大黄后下。

我说：哦。

师父说：其实大柴胡汤不用那么严格，你加不加都可以。就像等会儿要讲的桂枝加芍药汤和桂枝加大黄汤，差别就是多加一个大黄。你明白了桂枝加芍药和桂枝加大黄的区别后就差不多能明白了。

我说：我知道了。

师父说：来考你个容易被忽略的小方，黄芩汤怎么用？

我说：黄芩汤组成是黄芩、芍药、炙甘草、大枣，所以可以治手足热、腹痛的患者，加上172条的条文，可以有下利。

师父说：可以，另外补充一点，黄芩汤是可以退烧的，但不能怕冷。

我说：葛根汤条文和黄芩汤好像啊，有啥区别？

32. 太阳与阳明合病者，必自下利，葛根汤主之。

172. 太阳与少阳合病，自下利者，与黄芩汤，若呕者，黄芩加半夏生姜汤主之。

师父说：首先，葛根汤解的表可以怕冷，也可以不怕冷。黄芩汤治的发烧，不能怕冷。

我说：如果遇到个患者，发烧不怕冷，同时有下利，是葛根汤还是黄芩汤？

师父说：其次，葛根汤下利没有腹痛，一天一次两次，可以称作便溏。黄芩汤的下利会有腹痛，一天可以多次。

我说：为啥葛根汤的下利没有腹痛，黄芩汤却有？不都有二两芍药吗？

师父说：桂枝汤里芍药三两，尚且不治腹痛，何况葛根汤？黄芩汤里芍药二两，不受解表药的羁绊，可以有腹痛。

我说：明白了，可以根据是否腹痛来区别。

师父说：对，这是一方面。"天使"有个医案，老太太大肠癌手术后三年，每天会拉三四次，第一次会腹痛。突然感冒了，胳膊酸痛，抬不起来，同时有点咽干，不怕冷。当时就在反复斟酌用葛根汤还是黄芩汤。

我说：最后用了黄芩汤？

师父说：因为有点咽干，咽干是少阳证，所以最终选择黄芩汤，因为喝水少加了半夏、生姜。

我说：哦，如果有少阳证则考虑黄芩汤而不是葛根汤，结果呢？

师父说：喝一剂就好了，顺便每天拉三四次也解决了。

我说：黄芩汤那么厉害？

师父说：前两天有个小朋友，吃坏肚子，一天拉三次，腹痛，给了黄芩汤一剂就好。

我说：平时腹痛拉肚子就能用黄芩汤咯？不怕冷的话。

师父说：还要鉴别桂枝加芍药汤和黄芩汤，279条。

我说：279.本太阳病，医反下之，因而腹满时痛者，桂枝加芍药汤主之，大实痛者，桂枝加大黄汤主之。

师父说：本来呢，我是通过怕冷、汗出来区别的。

我说：279条条文里没讲下利啊。

师父说：医反下之，自然是有下利的。

我说：这也算。

师父说：有一次一个邻居跑来，说前几天开始腹痛的，拉肚子，疼得怕冷汗出，去了医院，今天还是不断有腹痛，但是不会怕冷出汗了。

我说：开始是桂枝加芍药汤，现在是黄芩汤？

师父说：我当时也那么觉得，给了黄芩汤，一个小时后还是痛，给了桂枝加芍药汤，好了。

我说：那也不能简单根据怕冷出汗判断。

师父说：是的，黄芩汤的芍药只有二两，桂枝加芍药汤有六两，所以痛得厉害的考虑芍药多的药方。

我说：哦，原来是芍药量不够。

师父说：对。事后再反复揣摩279条，理解了仲景时痛和大实痛的含义。所谓时痛，就是不时地痛。大实痛，不是拒按喜按，而是指比时痛更加厉害的痛。大黄在这里有加强版芍药的意思。

我想了想说：如果芍药用到了六两还不够，那就得上大黄。

师父说：对。

我说：如果痛得厉害还有下利，也能用大黄吗？

师父说：可以啊。记住下利也能用大黄的，比如宋本374条，下利，谵语者有燥屎也，宜小承气汤。

结账出来后，我说：今天学到不少呢，就是在吃饭的时候总说拉肚子，怪怪的。

师父说：你按健康标准来，看看今天填了多少坑。

我说：不想喝水半夏，手足热黄芩，胃口差党参，党参坑没填。

师父说：很好，下次就来填这个了。

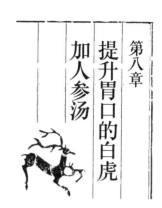

第八章
提升胃口的白虎
加人参汤

　　话说闺蜜见我的笨笨挺可爱的，也想养一只布偶猫，于是我和闺蜜约好了去师父那里挑一只。我早早地到了师父家。

　　我说：今天外面不冷，前两天冻死我了。师父，你这里阳光挺好啊，沙发坐着挺舒服的。

　　师父说：嗯，房子朝向最重要不过，以前学校里住宿，朝北的和朝南的寝室大不一样。你想喝点啥？红糖水还是奶茶？奶茶我用羊奶煮的哦。

　　我把全副武装——帽子围巾口罩都摘下来，放在沙发上，说：都可以。师父，我去看看你的猫。

　　师父不久就端来了一杯红糖水，我也从猫房出来，坐回沙发上。

　　师父说：这红糖是柯大哥他们自己种的甘蔗做的，你喝喝看。

　　我喝了一口，说：挺好喝的。柯大哥是谁？

师父说：柯大哥是另一个《伤寒论》读书群的带头大哥。上次他来上海，见了一面。

师父边说边又去了厨房。沙发对面有个柜子，抽屉上贴着太阳少阳阳明等标签，我好奇之下起身拉开一个贴着太阳标签的抽屉，看到了大枣等好多中药。

师父又端来了一杯奶茶，说：这是我放中药的地方。

我坐下来喝了一口奶茶，说：奶茶也挺好喝的。难道是柯大哥自己种的茶叶？

师父说：你咋不说这羊奶是柯大哥自己挤的奶。红糖水、奶茶你喝哪杯？

我说：两杯都归我了，我都要喝。

师父说：喝那么多水干吗？还给我一杯。

我说：师父你那么小气干吗，不是说女人是水做的吗？自然要多喝水，而且，听说人一天要喝八杯水。

师父说：那男人是土做的就要多吃土咯。多喝水健康的观念不对。人正常每天喝水量500毫升到1000毫升差不多了。

我说：哦，这是哪里来的数据？

师父说：我的临床经验呀，一次性杯子差不多200毫升，普通杯子300毫升到400毫升，大点的是500毫升到600毫升，问诊的时候大概可以问到最近每天喝几杯水。问多了就有个大致范围了，这是成年人的量。

我说：我知道了。

师父说：你知道啥了？

我说：上次讲，不喝水是半夏证，那么每天喝水量小于500

毫升的话，就是半夏证咯？

师父说：嗯，是的。

我说：那我如果非常口渴，也不能喝超过 1000 毫升的水吗？

师父说：可以喝啊。想喝多少就喝多少。

我说：师父你刚才还说，人正常喝水 500 毫升到 1000 毫升。

师父说：身体想喝多少身体知道啊，不要逼着自己去按某个标准喝。逼着不想喝水的人去喝水，反而对他身体不好。我是说，如果有人长期每天不怎么喝水或者喝大量的水，是可以用药的。

我说：哦。不喝水是半夏证，那喝很多水是啥药证？

师父见我不肯还他一杯，就又去厨房倒了一杯奶茶。

师父说：我有一只蓝猫，叫胆小鬼，是我们家蓝猫的种公，刚接来的时候，他 6 个月大，三天躲在猫砂盆里，不敢出来，然后我煮了鸡肉撕碎了拿着伸到它面前，它小心翼翼吃了一条，然后又是一条，最后终于敢跑出猫砂盆了，因为它胆小，所以我叫它胆小鬼。

我说：师父，猫房里哪只是胆小鬼？

师父说：前段时间卖了。

我说：为啥把种公卖了啊。

师父说：准备不做猫繁育了啊，这些猫会慢慢出完。

我说：师父你不卖猫，是不是意味着将要失业了啊，然后做啥呢？

师父说：教中医啊，先在你身上试验一下，如果果真教得好，那我就开一个班，教别人去。

我说：我是可怜的小白鼠吗？

师父说：你是 1996 年的？如果是鼠年出生，那就是小白鼠咯。

我说：不要猜我的年龄，女生都是 18 岁啦。小白鼠也不错，和白富美都有一个白字。师父你是不是觉得我皮肤挺白的呀，拐弯抹角地夸我。

师父瞄了一眼沙发上的帽子、围巾、口罩和我穿的羽绒服说：是你的装备比较白吧。小白鼠，白又白，两只耳朵竖起来。

我说：那是小白兔，不是小白鼠。

师父说：我是叫你耳朵竖起来听我讲《伤寒论》。

我说：哦。

师父说：大概在 2019 年春节，胆小鬼突然不怎么吃东西了，而且一直躲在猫砂盆里不肯出来，我还以为它又胆小了，和刚接来时一样。但铲猫屎的时候发现尿特别多，抱它起来一摸，胆小鬼一直在滴尿，因为冬天，那尿触手温热，而且还是红色的。胆小鬼在尿血。

我说：哦，尿血？是不是用猪苓汤啊？

师父说：我当时想到的就是阿胶止血，然后用了猪苓汤。

我说：师父，你的药柜里有阿胶？据说阿胶很贵的哦。

师父说：东阿阿胶一千克四千多吧，其他的一两千。

我说：师父，你的药柜里有多少？

师父说：我买的不是驴皮阿胶，是用猪皮做的阿胶，比较便宜。

我说：阿胶不都是驴皮的吗？

师父说：据说有人用猪皮代替驴皮，效果也还行。另外据我推测，《伤寒论》上记载的阿胶，可能就是猪皮做的。

我说：哦，怎么推测的，说来听听。

师父说：《伤寒论》是东汉末年张仲景写的，东汉末年三国争雄知道吧？

我说：当然知道啊。刘备、曹操、孙权。

师父说：嗯，当时有那么一个故事。孙权一次宴请群臣，他牵出一头驴来给大家观看。孙权看到诸葛瑾脸特别长，于是就在驴脸上写了"诸葛瑾"三个字，群臣哈哈大笑。

我说：这个故事我听过，好像是诸葛瑾的儿子，还不到 10 岁，在大家笑的时候拿起笔在驴脸上"诸葛瑾"三个字下面写了"之驴"两个字，变成了"诸葛瑾之驴"，群臣都很讶异，夸赞这个小朋友聪明，于是孙权就把这头驴赏赐给了诸葛瑾。

师父说：嗯，从这个故事你能看出啥？

我说：诸葛瑾儿子聪明，所以就免费拿到一头驴呗。

师父说：三国时候聪明小朋友和动物的故事有不少，还有一个，你想想。

我想也没想脱口而出说：孔融让梨。

我一说出口就知道不对，师父笑了起来，说：恐龙让梨讲的是这样一个故事，梨是一个小朋友，因为梨很聪明，使得恐龙们让来让去，没有吃掉他。

我也笑了起来，仔细想了想说：曹冲称象。

师父说：嗯。因为大象北方少见，所以曹操就让群臣想办法称一下大象的体重。孙权不会预谋羞辱诸葛瑾，是喝得有点多，看到诸葛瑾的脸，就开了个玩笑。那孙权为啥要在宴会上拉出一头驴来呢？

我说：难道是因为当时驴很少见？

师父说：是的，驴的原产地不在中国，后来才慢慢传进来的，《黔之驴》也说明了中国地区原本没有驴。

我说：哦，既然东汉末年驴并不普及，所以也不可能用驴皮做阿胶。

师父说：是的，可能到了后来发现用驴皮做阿胶效果更好吧，代替了猪皮。

我说：就算不是用驴皮，那也不一定用猪皮啊。

师父说：用猪皮就是个推测，因为仲景用猪身上的材料比较多，比如猪胆汁和猪肤。也不排除是牛皮。

我说：胆小鬼用了猪苓汤以后，尿血好了没？

师父说：没效果。

我说：是不是因为用的不是驴皮阿胶所以没效果呢？

师父说：不是。刚开始两天胆小鬼还是胖的，后来越来越瘦，我强行喂它吃猫粮粉和中药，每次抱完，我裤子上就是一大摊热乎乎的它的血尿。

我说：好严重啊。

师父说：我大概喂了四五天药，用了蛮多方子，都没用，有点绝望了。问了养猫的同行，建议我网上买一种西药。

我说：师父你用过啥方子？

师父说：除了猪苓汤，还有五苓散，桂枝加附子汤，芍药甘草附子汤，好像还有，记不得了，基本没有效果。

我说：那怎么办呢？

师父说：我就去翻《伤寒论》条文，寻找灵感。翻到 219 条，你背一下。

我说：219. 三阳合病，腹满身重，难以转侧，口不仁，面垢，谵语，遗尿，发汗谵语，下之则额上生汗，手足逆冷，若自汗出者，白虎汤主之。

师父说：就是这条，你发现啥了没？

我说：有遗尿，胆小鬼滴尿，算不算遗尿？

师父说：之前从来没想过白虎汤能治血尿，所以条文一提示，我就想到胆小鬼虽然不吃饭，但是一直在喝水，喝水量大概是原来的四五倍。一大盆子水，早上放满，晚上就喝干，晚上放满，早上又喝干。

我说：哦，大烦渴不解。

师父说：是啊，它一直在滴尿，如果不喝水，体内早就没有水了。这时候我想到了郝万山的一个用白虎汤的医案，西医给患者定的病名是神经性多饮多尿症，也有多尿。

我说：哦，师父你具体说说。

师父说：这个医案的细节我可背不出，我放给你听吧。

师父在喜马拉雅 App 上找到郝万山讲《伤寒论》的音频，连接了蓝牙小音箱。内容如下：

郝万山抄写方子的时候，背后进来了三个人，两个人扶着一个极瘦的患者。那人眼眶深陷，鼻骨高耸，嘴唇薄而且干裂，露出白白的牙齿，两个腮帮子的肉全部没有了，面色并不是苍白的那种，而是古铜色一样，给郝万山的感觉是解剖室的尸体标本站起来了。

郝万山急忙询问病情，患者一开口就说：我渴。这时候她旁边的人提着一个大暖壶，给她倒了一杯水，她咕咚咕咚喝完了。患者从协和医院过来，不是糖尿病，西医的诊断叫作神经性多饮多尿证，患者说着说着眼睛红了，但是流不出眼泪。伸出舌头，没有舌苔，而且干裂。

于是郝万山问这个病怎么得的啊。患者说，去年她们那里修建水库，把所有机关人员集中到一个地方，她平时就爱喝水，但到了那个地方，水喝完了，后勤没跟上，她就忍着口渴，而且漫山遍野都是人，也不好随便小便，她就憋着一泡尿，一回到家里，也不知道先喝水好还是先去厕所，于是拿着水壶上厕所，上面喝下面撒，上面喝下面撒，停不下来了。一夜没有睡觉，就是上面喝水，下面撒尿。从此以后，饭也吃不下去了，靠喝水活着，体重从164斤，到看病的时候只剩下70多斤了。

郝万山经过老大夫的指点，开了白虎加人参汤的加味。一周后患者从不断喝水，减少到可以忍住20分钟了，最终患者在北京住了三个月基本好了，回家去了。

我听完后说：这个没有尿血。

师父说：嗯，很多时候不必太在意流血的。听郝万山讲这个医案的时候容易忽略两点。

我说：哪两点？

师父说：郝万山讲石膏的时候，强调过石膏寒凉，会降低胃口，还举了一个例子。所以在讲这个例子的时候，没有把这人没胃口和白虎加人参汤关联起来。

我说：第一点容易忽略的是喝了白虎加人参汤，胃口变好了？

师父说：是的，本来160多斤的人瘦成了不到80斤，喝了白虎加人参汤以后，人又胖了起来。因为老大夫开的是白虎加人参汤的加味，还加了其他的中药，所以郝万山肯定以为是其他的中药起了作用。

我说：哦，第二点容易忽略的是不是多尿？

师父说：对的，第二点容易忽略的就是多尿，因为郝万山是在讲白虎加人参汤条文时举的例子，所以反复强调大渴和白虎加人参汤之间的关联，对多尿没有特别解释。我因为记住一个西医定的病名，神经性多饮多尿症，所以记住了多尿。

我说：啥叫作神经性多饮多尿症？

师父说：就是查不出原因的多饮多尿症。

我说：啊？是这样的解释吗？

师父说：嗯。很多中医也认为石膏降低胃口，所以我从来没想过给胆小鬼用白虎汤，直到看到219条的条文，想起郝万山的医案，当时又去翻出来听了一遍，确定了细节。胆小鬼同样有口渴，同样有多尿，同样有不吃东西变瘦，而且它的大便比较干，于是决定用白虎加人参汤试试看。

我说：大便干？

师父说：知母有通便作用的，所以大便干比大便溏更合适。煮了200毫升，每次给它喂10毫升，石膏用到了100克，人参用的是党参。胆小鬼本来一直躲在猫砂盆不肯出来，早上喂了药后，发现它并不一直躲在猫砂盆里了，可以出来一会儿，虽然还是会遗尿。然后我就知道用对了，晚上继续喂。

我说：那么快。

师父说：到了第二天早上又有了惊喜，就是它虽然不吃猫粮，但是把鸡肉吃完了。肯吃东西了，我就彻底放心了，至少不会挂了。又过了两天尿血也好了，也吃猫粮了，就是喝水量还是稍大，我就没去管了。

我说：郝万山的医案好像没那么快啊。一周以后喝水才能忍住 20 分钟，三个月才好的。

师父说：一来可能因为那个患者时间拖得比较久了，不像胆小鬼病了不过四五天，所以治起来慢一些。

我说：嗯。

师父说：二来嘛，郝万山开的方子不是纯粹的白虎加人参汤，是有加味的，所以可能降低了疗效。他犯了"东汉末年"第一戒。

我说："东汉末年"第一戒是啥？

师父说："东汉末年"第一戒，戒加减合方。

我说：为啥用经方不能加减合方呢？

师父说：这个等会儿再说。

我闭上眼睛想了想说：我知道了。

师父说：你又知道啥了？

我说：上次说小柴胡汤条文的时候，推导出默默不欲饮食，是半夏和人参证。上次还证明了不欲饮是半夏证，但没有证明不欲食是人参证。这次白虎加人参汤正好证明了这点。郝万山的那个患者和胆小鬼都不肯吃东西，都是人参证。看来白虎加人参汤的患者胃口应该比较差。

师父说：嗯，很好很好，孺子可教。你背一下白虎加人参汤的条文。168到170条。

我说：168. 伤寒，若吐若下后，七八日不解，表里俱热，时时恶风，大渴，舌上干燥而烦，欲饮水数升者，白虎加人参汤主之。

169. 伤寒，无大热，口燥渴，心烦，背微恶寒者，白虎加人参汤主之。

170. 伤寒脉浮，发热无汗，渴欲饮水，无表证者，白虎加人参汤主之。

师父说：看看白虎加人参汤有啥共同点。

我说：都有口渴想喝水。

师父说：是的。每天喝水量大于1000毫升，就进入了口渴的范畴，我临床遇到的白虎加人参汤的口渴，会喝2000毫升以上。

我说：哦。

师父说：口渴有蛮多药证的。白虎加人参汤的口渴有个特点，就是舌燥，这点一定要抓住。

我说：舌燥是什么药证? 石膏吗?

师父说：我开始以为是石膏证。后来得知有中医师治疗失眠用酸枣仁汤的辨证要点就是口干舌燥，酸枣仁汤有知母，没有石膏。

我说：哦，舌燥是知母证。

师父说：219条里也有不少症状，除了遗尿，还有腹满身重，口不仁，面垢，谵语。

我说：都是啥意思啊？

师父说：腹满就是腹胀，也许是石膏证。口不仁就是舌头没有知觉，是知母证。面垢，用白虎汤治疗过眼屎多的，效果不错，可以认为是眼屎多，可能是石膏证。

我说：哦。

师父说：用白虎汤就要突破石膏寒凉这个传统观念。219 条有四肢逆冷，168 条有时时恶风，169 条有背微恶寒，都是白虎汤的治疗范围。

我说：师父你讲的药证几乎没有寒热啊。

师父说：对，记住口渴就是口渴，胃口大就是胃口大，千万不要和热关联上；反过来也一样，不喝水、胃口小也不要和寒关联上。

我说：半夏证是不喝水，半夏无关寒热。石膏证是喝水多，同样，石膏也无关寒热。

师父说：是的。

我说：有没有半夏和石膏一起的方子啊，是喝水多还是喝水少？

师父说：有啊，比如竹叶石膏汤，小青龙加石膏汤，越婢加半夏汤，都是既有石膏又有半夏，这个是可以喝水多也可以喝水不多。

我说：哦。石膏和半夏并不矛盾。

师父说：是的，半夏和另外一味治口渴的药矛盾，瓜蒌根，这个后面再说。再讲一个医案。

我说：嗯。

师父说："东汉末年"读书群里有个微信名叫"医者仁心"的医生，接诊了一个老太太，拉血三个月，最近一周更严重了，就来看病。

我说：嗯。患者啥症状？

师父说：这患者每天要喝几斤水，舌头特别干燥。

我说：石膏和知母的药证，白虎汤。

师父说：她每次大便特别困难，严重时手脚冰冷，几乎晕厥过去，一旦排出大便后，手足冷和晕厥症状完全消失。

我说：大便困难，四肢逆冷，还是白虎汤的范围内。

师父说：嗯。她大便困难，但不是很干燥，是便溏的。

我说：应该也是白虎汤吧。

师父说：考虑了下，"医者仁心"最终还是开了白虎加人参汤。

我说：结果呢？

师父说：喝了第一剂后大便就开始顺畅，但是后面没让中医继续治。

我说：为啥？

师父说：患者家属让患者去西医院检查了，检查出来大肠里有占位性的病变，需要马上手术。

我说：哦。

师父说："医者仁心"劝说患者先喝一两周的中药看看，不行的话再去手术，毕竟老人70多岁了。最后没有说服，老太太还是手术去了，好在手术后恢复良好。

我说：哦。总算最终结果不坏。

第九章

『东汉末年』

第一戒

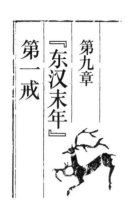

我已经把奶茶和红糖水喝完了，闺蜜还没来，我正想打电话给她，她电话先来了。接完电话后，我很无奈地看着师父。

我说：她不来了。

师父说：咋啦？

我说：她刚接到家里通知，说她奶奶不小心摔了一跤，骨折了，送去医院做手术了。

师父说：哦。

我说：她从小奶奶带大的，和奶奶感情很好，所以就赶着回南通看奶奶去了。

师父说：真是个好孩子。

我说：师父，闺蜜不来了，今天阳光那么好，我们出去玩呗。

师父说：去哪里？

我说：滴水湖有个海昌海洋公园，我要去看大鲨鱼，师父说：就是电影《美人鱼》里打广告的那个？

我说：对呀对呀。

师父说：现在快中午了啊，从宝山顾村赶到滴水湖，路上就要花两个小时吧。

我说：没事没事，一边坐地铁，一边听《伤寒论》就行。

师父说：还是太远了，要不去个近点的，陆家嘴的海洋馆怎么样？

我说：陆家嘴的海洋馆去过了，那去长风公园吧，也有鲨鱼的。

师父说：你咋那么喜欢水里的动物？不是饿了吧。

我说：师父你一说还真的有点饿了，要不不去海洋馆，去吃海鲜自助吧。

师父说：你心里想去的是海昌海洋海鲜自助公园吧。

我说：你这个快失业的中年男人是不是压力很大，我请你。

师父说：请我吃自助啊，来来，我要吃上瘾的海鲜自助，据说里面有波士顿龙虾、帝王蟹、象拔蚌、佛跳墙、燕窝、小青龙……

我说：师父，这个等我从小白鼠变成了白富美再请你。

师父说：嗯，我看不远了。

我说：中山公园龙之梦商场那边有一家海鲜自助，叫"美浮宫"，我正好想去。吃完再去看大鲨鱼吧。

和师父出门坐地铁，说说聊聊，七号线换二号线，中山公园下，龙之梦商场里居然有一架特别长的、从一楼直达四楼的自动扶梯。

到了店里，餐厅里转了一圈，师父拿来了两杯饮料，一盘毛肚，一盘吊龙。我排队拿了一份刚煎好的羊排。

师父说：有西瓜汁，不错不错。

我说：师父，你没问我，就知道我爱喝西瓜汁啊。

师父笑着说：你也爱喝西瓜汁？我不知道啊，这两杯都是我的，没给你拿啊。

我哼了一声，坐到师父身旁，抢了一杯过来，说：谢谢师父。

我分了一半羊排给师父，师父夹起来一块放入嘴里。

师父说：羊排挺新鲜的，就是烤得一般。

我也吃了一口羊排说：嗯，外面一层没里面好吃。

师父说：一百出头的自助，很不错了。

我说：这里只有火锅，没有自助烧烤，否则我烤给师父你吃，我的手艺很不错哦。

师父说：小乔你会做啥菜？

我笑着说：蒸羊羔、蒸熊掌、蒸鹿尾，烧花鸭、烧雏鸡、烧子鹅，卤煮，咸鸭，酱鸡，腊肉，松花，小肚，晾肉，香肠。

师父说：没看出来，你也是郭德纲的粉丝啊。

我说：偶尔听听。我就会做一些家常菜啦。

师父说：中医和做菜关系密切，不少中医大家就很会做菜的。

我说：难道烧菜也有君臣佐使的讲究？

师父说：佐料不就是佐吗？

我说：哦，有道理。

师父说：你知道"佐"这个字是啥意思吗？

我说：佐，辅佐呗。

师父说：辅佐辅佐，"辅"和"佐"其实是相反的意思。

我说：所以佐料是反衬法？

师父说：嗯。重庆火锅蘸料是蒜泥麻油，北京烤鸭需要裹甜面酱和大葱，都算佐料。还有大闸蟹要蘸姜醋。

我说：我看到有大闸蟹的，我去拿。

说着我吃完了最后一块毛肚，起身去拿来两只大闸蟹，师父拿来一些鲍鱼等贝壳类海鲜放在火锅里煮着，顺便拿了酱油芥末。

我说：师父，中药里有没有佐料，或者佐药？

师父说：经方里佐药就是炙甘草呀。

我说：甘草不是和事佬吗？

师父说：那是之前比较粗略的说法。现在可以讲得更准确点了。

我说：那甘草佐的是啥药？是麻黄、桂枝、柴胡之类？

师父说：对的，这个下次讲甘草干姜汤时再详细说。

我说：哦。

师父说：经方经久不衰，疗效显著。有点像菜谱里的家常菜，比如青椒肉丝啊，番茄炒蛋啊，看似平平无奇，但百吃不厌。

我说：是不是因为配伍得特别好？

师父说：嗯。日本人做过一个白虎加人参汤的小白鼠降血糖实验。

我说：不是我。

师父说：他们用石膏、知母、粳米、甘草、党参以不同比例实验，结果发现，白虎加人参汤原方比例效果最好。

我说：古人是不是依据君臣佐使配出这个比例的呢？

师父说：不是。如果有人告诉你，青椒肉丝和番茄炒蛋是古人根据君臣佐使的理论组出来的，你信不信？

我说：肯定不信啊。肉丝和青椒，鸡蛋和番茄，无意中一起炒了，发现好吃就保留下来了呗。

师父说：同样啊，经方是古人逐步实验，有效才保留下来的。现在已经不可能绕开动物直接在人身上实验药了，所以我们一定要继承这份遗产，不能轻易变动药方。

我说：所以"东汉末年"第一戒是戒加减合方。

师父说：嗯，经方特别讲究药物之间的比例，桂枝汤加了三两芍药就变成了桂枝加芍药汤，作用重点完全不一样了。

我说：师父，你意思是经方中改变某味药的比重都不允许，何况是加其他药。

师父说：嗯，经方加减了，有可能会降低疗效的。

我说：保持原来药方不减少，多加一两味药也会降低疗效？

师父说：嗯。岳美中有一个著名的例子。患者是个 50 来岁的妇女，半年来经常尿频、尿急、尿血，尿道痛，小腹痛拒按，之前多个中医治疗无效。岳美中开了猪苓汤原方，喝了三天，基本好了。过了几天病又复发，这次症状轻了一些，于是继续找岳美中开方。

我说：再开猪苓汤呗。

师父说：嗯，但这次在猪苓汤原方基础上加了一味山药。结果喝了三天，病情不但没有减轻，反而加重了。岳美中连忙去掉山药，还是猪苓汤原方喝了三天，病情好转了。

我说：加了个普通的山药都不行，万一她在喝药期间自己炖了山药排骨汤喝，怎么办？经方果然不能加减。

师父说：不是一起煮，分开吃就问题不大。这个医案还有下文。虽然尿频、尿急、尿血好转，但还是感觉尿道有刺痛，岳美中以为尿道里有东西，所以忍不住又加了海金沙。

我说：又没忍住犯了戒。

师父说：嗯。喝了两天，症状又开始加重。岳美中连忙把海金沙去掉，再也不敢加减，猪苓汤原方一共喝了十天彻底治愈。

我说：我知道了。

师父说：嗯。

我说：这个患者之所以半年来一直病没看好，不是之前的医生没用过猪苓汤，而是之前的方子绝对加了其他药了。

师父说：是的，很多人就喜欢加减，刷存在感。

我说：万一患者症状太多，一个经方不够用怎么办？

师父说：症状之间是有优先级的，比如有柴胡证的时候，表证就不用太在意。这牵涉到六经，以后再说。

我说：哦。

师父说：坚持不加减，医术会提高很快的。"天使"最近两年坚持经方原方不加减合方，用药越来越精准，患者也越来越多，还收罗了一大批粉丝。

我说：哦。

我吃得挺饱了，师父最后还去拿了小蛋糕和巧克力冰激凌球。

我说：上次你给我的五苓散粉末，起了大作用。

师父说：说说看。

我说：有个同事开会时坐我身旁，手捂着腮帮子，一脸痛苦模样，不停地喝水，我问他怎么了。他说牙疼，昨天开始的，今天还没好，准备一会儿去买止痛片。我身边只有五苓散，于是给他一点泡水里，一起喝下去。结果会议还没结束，他牙就不疼了。

师父说：很好，我还没用五苓散治过牙痛呢。

我得意地说：哈哈，那师父你就讲五苓散吧。

师父说：嗯，五苓散说起来很复杂，又要解方程组了，等你看完鲨鱼后再说吧。

我说：已经吃饱了，不想去看鲨鱼了啊。

师父说：你这话说的，我有一种鲨鱼逃过一劫的错觉。

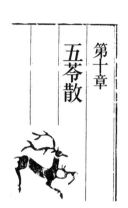

吃完自助，在附近找了一家瑞信咖啡，继续学习《伤寒论》。

师父说：五苓散由五味药组成，茯苓、白术、猪苓、泽泻、桂枝。你来说下桂枝的药证。

我说：桂枝证啊，出汗，胸闷胸痛，气上冲，怕风。

师父说：很好，剩下的茯苓、白术、泽泻、猪苓四味药，还是用解方程的方法推导出。这次列出方程后，你来求解药证。

我说：好的。

师父说：你背一下 67 条和 82 条。

我说：67. 伤寒，若吐若下后，心下逆满，气上冲胸，起则头眩，脉沉紧，发汗则动经，身为振振摇者，茯苓桂枝白术甘草汤主之。

82. 太阳病发汗，汗出不解，其人仍发热，心下悸，头眩，身𥆀动，振振欲擗地者，真武汤主之。

师父说：很好，你来试试看解一下。

我说：这两条都提到头眩，苓桂术甘汤和真武汤共有的药是茯苓、白术，所以茯苓、白术很有可能治疗头眩。

师父说：不错。头眩，就是头晕目眩，茯苓、白术证就是头晕。

我说：那么究竟茯苓证是头晕呢，还是白术证是头晕呢？

师父说：《金匮要略》里有一个治疗头晕呕吐的方子，小半夏加茯苓汤，也就三味药组成，茯苓、半夏、生姜。

我说：半夏、生姜治疗呕吐，自然就是茯苓治疗头晕了。看来头晕是茯苓证。

师父说：《金匮要略》又有一条，其人苦冒眩，泽泻汤主之。意思就是泽泻汤治头重头晕得厉害。泽泻汤就两味药，泽泻和白术。

我说：哦，那还是无法完全排除白术证没有头晕。

师父说：是的。我认为茯苓更倾向于头晕，白术更倾向于头重。日本人龙野一雄在自己头沉重的时候，喜欢用术附汤。

我说：白术附子汤？

师父说：嗯。也就是桂枝附子去桂加白术汤的简称，附子、炙甘草、生姜、大枣、白术五味药。

我说：嗯，白术证是头重。

师父说：我们来看茯苓的另一个药证。你看一下宋本的65条。

我说：65. 发汗后，其人脐下悸者，欲作奔豚，茯苓桂枝甘草大枣汤主之。

师父说：这一条在康平本里不是原文，也不是准原文，是追文。

我说：不是原文，是不是不可信？

师父说：总体来说原文比准原文可信，准原文比追文可信。但是，不代表所有的追文都是错误的，也有可取的条文。

我说：哦。

师父说：这个方子我用过，有一次我的室友起床后去上班，结果头晕得不行，而且肚脐下还会跳动，我一想不就是茯苓桂枝大枣甘草汤么，马上煮了。室友喝了后五分钟就好了。这汤还挺好喝，有点像可乐的味道。

我说：脐下悸是啥药证？

师父说：你再看下宋本的356条。康平本里那是一条准原文。

我说：356. 伤寒厥而心下悸，宜先治水，当服茯苓甘草汤，却治其厥。不尔，水渍入胃，必作利也。

师父说：这条里面有心下悸，就是胃的位置有跳动，用茯苓甘草汤。茯苓甘草汤有茯苓、甘草、桂枝、生姜。

我说：哦，这两条都有悸，都有茯苓、桂枝。心下和脐下的跳动难道是茯苓和桂枝的组合药证？

师父说：嗯。回头去看67条，里面有一句，身为振振摇者，你知道啥意思吗？

我说：因为头晕，所以身体摇来摇去站不稳？

师父说：不是，身为振振摇者，临床上我就抓住一点，类似帕金森，手一直抖个不停。

我说：我知道了。无论是脐下悸，还是心下悸，还是身为振振摇者，这些抖动都是自己控制不住的，是茯苓、桂枝的组合证。

师父说：有些医生治疗手抖喜欢用柴胡加龙骨牡蛎汤，效果也不错。他们认为龙骨、牡蛎、铅丹有镇定作用，所以手就不抖了。

我说：柴胡加龙骨牡蛎汤里也有茯苓、桂枝组合？

师父说：是的。刚才的 82 条也有心下悸，还有一句身瞤动。身瞤动相比身为振振摇者，频率要快，就是肌肉不断颤动。

我说：真武汤只有茯苓，没有桂枝，难道这种控制不住的抖动，不是茯苓、桂枝组合证，而就只是茯苓证？

师父说：嗯，是茯苓证。茯苓证除了头晕，还有控制不住的抖动，包括胃跳动、肚脐下跳动、手抖、肌肉颤动。

我说：哦。

师父说：再来看看白术的另一个药证，175 条。

我说：175. 风湿相搏，骨节疼烦，掣痛不得屈伸，近之则痛剧，汗出短气，小便不利，恶风不欲去衣，或身微肿者，甘草附子汤主之。

师父说：这条对你来说现在比较难，白术的另外一个药证，是掌握了附子证后才得到的。附子证以后再详细说，这里就提一下。甘草附子汤四味药，桂枝、附子、白术、甘草。骨节疼烦、掣痛不得屈伸是附子证。汗出短气是桂枝证。恶风不欲去衣可以是桂枝证也可以是附子证。还有一个身微肿，是白术证。

我说：白术证是肿？条文里还有小便不利呢！

师父说：小便不利在很多条文里有，不是某一两个简单的药证可以概括的。

我说：哦。白术证是哪里肿？

师父说：我有个患者，眼袋肿起来了，问诊后最终开了理中汤。

我说：理中汤有炙甘草、干姜、白术、党参。里面有白术。

师父说：嗯。喝了第一天眼袋就开始消退。我想试试看石膏有没有去肿的能力，让她中断理中汤，喝两天竹叶石膏汤，结果无效，又换回理中汤继续消肿。

我说：师父你为啥会觉得石膏可以消肿？

师父说：因为越婢汤可以治疗浮肿的，我觉得可能是石膏起了作用，其实是麻黄。

我说：哦。白术浮肿的地方在眼袋。

师父说：其他地方也可以，比如小腿。

我想了想说：哦。白术证是肿和重。可以是头面肿，也可以是头面重；可以是四肢肿，是不是也可以是四肢重？

师父说：很好，肿、重两个字总结得非常到位。316条的真武汤条文就提到了。

我说：四肢沉重疼痛！

师父说：正是，而且白术的肿、重会和痛联系在一起，一旦痛了，就是附子证了。

我说：难怪有很多白术、附子一起出现的方子。

师父说：茯苓和白术解完了。

我说：茯苓和白术都没有提到口渴，那么五苓散中的口渴是哪个药证，是泽泻还是猪苓？

师父说：你背一下 71 到 74 条，还有 319 条。

我说：71. 太阳病，发汗后，大汗出，胃中干，燥烦不得眠，欲得饮水者，少少与饮之，令胃气和则愈。若脉浮，小便不利，微热，消渴者，五苓散主之。

72. 发汗已，脉浮数，烦渴者，五苓散主之。

73. 伤寒汗出而渴者，五苓散主之。小渴者，茯苓甘草汤主之。

74. 中风发热，六七日不解而烦，渴欲饮水，水入口吐者，五苓散主之。

319. 少阴病，下利六七日，咳而呕渴，心烦不得眠者，猪苓汤主之。

师父说：这五条都有口渴，你解解看。

我说：73 条的茯苓甘草汤是小渴，这是渴呢还是不渴呢？

师父说：你很仔细啊。宋本中 73 条茯苓甘草汤是不渴，因为仲景其他地方没小渴这种说法，且"小"这个字和"不"这个字差了一横，所以可能是误抄所导致，你就当作不渴就行了。

我说：哦。五苓散和猪苓汤都有口渴，它们都有茯苓、泽泻、猪苓。茯苓甘草汤不口渴，说明茯苓证不是口渴。剩下泽泻和猪苓，都有口渴证的可能，或者口渴是泽泻、猪苓的组合证。

师父说：又要去《金匮要略》里找方程了。男子消渴，小便反多，以饮一斗，小便一斗，肾气丸主之。

我说：消渴是啥意思？ 71 条也提到消渴。另外肾气丸里有啥药？

师父说：消渴就是比较严重的口渴。肾气丸，茯苓、泽泻、桂枝、附子、地黄、山茱萸、山药、牡丹皮。

我说：哦，肾气丸里没有猪苓，看来口渴是泽泻证。

师父说：嗯，还有一条，胃反，吐而渴，欲饮水者，茯苓泽泻汤主之。茯苓泽泻汤由茯苓、桂枝、白术、泽泻、生姜、炙甘草组成。

我说：和五苓散有点像，没有猪苓，多了生姜和炙甘草。茯苓泽泻汤也治疗口渴，那么口渴就是泽泻证了。

师父说：《金匮要略》里还有一个猪苓散，包括猪苓、茯苓、白术三个药，能治疗呕吐口渴。

我说：猪苓汤条文里也有咳而呕渴，难道猪苓证是呕渴？有恶心同时口渴？

师父说：很好。

我说：但是，五苓散里也有猪苓啊，条文里怎么没有呕？

师父说：虽然没有呕，但是有吐，你想想看是哪一条？

我想了想说：渴欲饮水，水入口吐，是 74 条。

师父说：对。

我说：泽泻和猪苓都有口渴证，泽泻的口渴是喝水不停，猪苓的口渴是喝多了会呕吐。

师父说：是的。喝多了呕吐，这句总结，不熟悉条文的人听来平平无奇，哪里会想到呕和吐背后有那么多的条文注脚。所以即便从条文里推导出了药证，也不能抛弃条文原文。

我说：嗯。

师父说：你要记住，药证是用来筛选经方的。

我心里反复默念着"药证是用来筛选经方的"这句话，努力去理解其中的含义。

师父看我默不作声，又说：刚才的 5 条条文中，还遗漏了一个症状，你找找看。

我想了会儿说：烦？

师父说：嗯。具体说说。

我说：71 条有烦不得眠。72 条有烦渴。74 条有六七日不解而烦。319 条有心烦不得眠。

师父：很好，有个患者是五苓散证，服用了五苓散后，原本总想找她孩子出气的心烦没有了。从此以后我开始关注这个烦的药证。

我说：五苓散和猪苓汤都有烦，这个烦是茯苓、猪苓、泽泻三个药证中的一个。

师父说：我更倾向于烦是猪苓证。

我说：怎么排除掉茯苓和泽泻的？

师父说：理由不算充分，有两点，第一，含有茯苓或者泽泻的方子，除了五苓散和猪苓汤以外，有烦的条文不多。

我说：嗯。

师父说：第二猪苓这个名字比较古怪，想必是古人发现野猪喜欢啃这个猪苓。野猪脾气暴躁，之所以它们喜欢啃猪苓，可能是因为吃了猪苓后脾气会好一点吧。

我说：这也可以！师父你脑洞也太大了吧。

师父说：不妨先假设是猪苓证，等出现问题时再调整。

我说：好吧。

师父说：给你讲个惊心动魄的医案。

我说：嗯。

师父说：女，25 岁，160cm，45kg，主诉是频发心衰和双下肢水肿，心率 100~120 次 / 分，胸痛、胸闷、心悸、头晕眼花，口渴心烦，不想吃饭，容易恶心想呕，出汗不停，怕冷乏力，小便少，下半身浮肿，大便一天一次颜色正常，面色发黄，睡不着。因为心衰常去 ICU，现在在家养病。

我说：下肢浮肿白术证，头晕茯苓、白术证，口渴泽泻证，胸闷汗出桂枝证，心烦恶心猪苓证。所以是五苓散。

师父说：是的。当时"医者仁心"在"东汉末年"群里咨询的时候，我给了五苓散和茯苓泽泻汤的建议，"医者仁心"选择了茯苓泽泻汤，因为有恶心认为是生姜证。

我说：然后呢？一点也不惊险啊。

师父说：惊险来了，我翻一下"医者仁心"在群里的消息记录。

20：39 患者喝了茯苓泽泻汤，恶心改善，汗流不止，上身出冷汗，血压 80/50mmHg，头晕，心率 140 次 / 分。

我说：果然有点刺激啊。

师父说：群里的人都挺紧张的，还给了不少建议，然后就是好消息传来了。

21：07 现在头晕好些了，去了一次卫生间，腿肿好点了，心率正常了，手脚暖和。

21：59 汗出也停了。出现反应十几分钟，现在基本都好了，喝了点水，血压也上来了，能吃饭了，患者两天没吃饭了，喝了一碗粥。

第二天 10：24 早晨腿肿也消了。

我说：师父你刚开始紧张不？

师父说：我当时没看群里消息，看到消息时，已经好转了。

我说：喝了药以后怎么反应那么剧烈，难道这个就是服药后的瞑眩反应？

师父说：是的，不用茯苓泽泻汤用五苓散可能也可以，说不定还更好。

我说：学了茯苓、白术、泽泻、猪苓药证以后，可以使用的经方范围又大了不少。

师父：嗯。茯苓桂枝白术甘草汤，五苓散，猪苓汤，真武汤，当归芍药散，桂枝去桂加茯苓白术汤，茯苓桂枝大枣甘草汤，茯苓甘草汤，茯苓泽泻汤，肾气丸，太多说不完了。

我说：这些方怎么用啊。

师父说：遇到头晕的，看看是桂枝证还是芍药证，看看有没有口渴、喝水多少等，大致就可以区分出来了。

我说：头晕如果有汗出胸闷的，就是苓桂术甘汤，同时口渴就是五苓散。头晕有胃痛腹痛的，就是真武汤，同时口渴的就是当归芍药散。

师父说：大概是这样，也要结合方证。比如手抖优先考虑苓桂术甘汤，肌肉颤动优先考虑真武汤，喝完水就想尿优先考虑肾气丸等。我再讲一个医案。

我说：好。

师父说：最近治了一个患者，一天突然头晕目眩，感觉整个房间都在旋转，恶心呕吐，把食物都呕吐出来了，去医院诊断为耳石症，经过手法复位和输液，还是头晕，回家后吃了两天开的西药，出现胸闷、心悸、拉肚子，于是不敢吃西药了。现在症状是躺在床上不能起床，一旦起来就会眩晕恶心，左右侧躺也会头晕，只能平躺。有胸闷、心悸、便溏，感觉有一股气顶到喉咙。不出汗，手足温，两天没怎么吃东西和喝水，不怕冷，睡眠不好，基本没有小便。让她自己腹诊，胃按着胀。你看看用什么方？

我说：头晕是茯苓或茯苓、白术证，胸闷、气上冲是桂枝证，恶心是生姜或者半夏证。没食欲是生姜或者党参证，不喝水是半夏证。起来才会头晕，是起则头眩，苓桂术甘汤的方证，所以我开苓桂术甘汤。就是恶心不好解决。

师父说：非常好，我也犹豫开什么方，她桂枝证明显，但是不口渴，没有泽泻证。真武汤的话芍药证不明显，我特意问了，没有腹痛。

我说：那最后开了什么方？

师父说：我想忽略恶心，开苓桂术甘汤，就问她会不会手抖，她说有的，于是就下了决心。喝了一剂后就能起床了，喝完三剂后，胸闷、心悸、手抖都好了，可以慢慢走路，一股气顶在喉咙也好了很多，胃口好了一点点，睡眠好了，不喝水，低头有头晕，恶心还有，有痰吐不出。第二次我开了小半夏加茯苓汤，这次喝了一剂似乎头晕加重了，胸口仿佛有一块石头堵着，睡眠又变差，从胃开始有一股气往上冲，脖子和肩膀酸痛，手足变冷，恶心还有，想喝水了。

我说：小半夏加茯苓汤是不是开得不对，桂枝证又出现了。

师父说：嗯，我连忙让她停药，剩下的两剂不要喝了。换成茯苓甘草汤，有茯苓、桂枝和生姜。这次喝了三剂后，基本不头晕恶心了，食欲也上来了，偶然还有心悸，头摇得厉害时才会头晕，我就让她继续喝三剂。

我说：第一次是不是开茯苓甘草汤更好。

师父说：是的。虽然苓桂术甘汤让大多数症状好转，但恶心还有，而且有痰了，这是需要姜的信号，何况她白术证不是特别明显。

喝完咖啡，五苓散也讲完了，我突然想到一个问题。

我说：师父，我发现茯苓剂有不少散剂丸剂，五苓散，当归芍药散，肾气丸。

师父说：观察还挺仔细的。其实不是茯苓剂，应该说是泽泻剂。

我说：五苓散，当归芍药散，肾气丸，果然都有泽泻。为啥含有泽泻的药方散、丸比较多呢？

师父说：因为泽泻不能多煮，要么生用，要么就煮一小会儿。你看看猪苓汤的煮法。

我查了查说：用水 4 升煮取 2 升。那是多久？

师父说：汉代 1 升水相当于现在 200 毫升水。我推算每蒸发 1 升水，大概用 6 分钟。

我说：2 升水就是 12 分钟。

师父说：嗯，你再看泽泻汤的煮法。

我说：用水 2 升，煮取 1 升。只有 6 分钟。

师父说：还有茯苓泽泻汤的煮法。

我说：用 10 升水先煮其他药，煮到 3 升水后放入泽泻，煮到 2.5 升关火。其他药煮了 42 分钟，泽泻就煮了 3 分钟。

师父说：很多人知道大黄要后下，但不知道泽泻也不能久煮。因此有泽泻的方子，散、丸比较多。

我说：师父你真细心啊。

师父说：那是自然，今天就讲到这里吧。

我说：今天填了健康标准中口渴的坑，石膏、泽泻、猪苓，都有口渴证。党参证是胃口不大，知母证是舌燥，结胸就是胸痛，茯苓证是头晕和抖动，白术证是头晕和肿重，猪苓证有心烦恶心。

师父说：口渴还有一些，以后再讲。

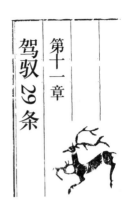

第十一章

驾驭29条

闺蜜的奶奶做了个微创手术后基本无碍，闺蜜很快就回上海了，花了 1600 元从师父那里抱走了一只布偶猫，喜欢得不得了，取名叫安儿。闺蜜说安儿比之前宠物店看过的布偶猫好看太多，也比笨笨好看。我抱着傻笨笨，盘算着是不是也从师父那里挑一只给笨笨做伴，犹豫之间，师父所有的猫都卖完了。

我的房东珠珠是个 30 多岁的姐姐，福建人，离婚后，儿子给了福建老公，自己来到上海。离婚分到了点钱，在上海买了一套两室一厅的房子，其中一个单间自己住，另一间出租。珠珠得知我在和师父学习中医，也想让师父开方，看看能否治一下她的闭经问题。

珠珠去年开始吃一种减肥药，五六年前大姨妈十几天一次，吃了减肥药后大姨妈日期逐渐推迟，二十几天，三十几天，四十几天，然后就闭经了。于是她停了减肥药，找了个中医连续吃了四个月的中药，但月经还是不来。

师父让她填写"东汉末年"的问诊单，情况如下：身高155cm，体重66kg，月经不来，有卵巢囊肿，胃口好，睡得好，每天喝 2000 毫升水，大便每天 1~2 次，成形，不怕冷。

师父说她填写得不认真，开了三剂葛根汤。珠珠喝了三天葛根汤后，反馈是月经没来，有点便溏，但是肚子胀气好了，之前吃完饭容易肚子胀的。

师父也比较意外，没想到葛根汤还能治疗腹胀，而且，珠珠填写的问诊单里也没有说她有腹胀。

我觉得在师父和珠珠之间传话不是很方便，但又想看看师父怎么开方的，于是把珠珠和师父拉入了只有我们三个人的群里。聊天记录如下。

师父：上次你信息填写得不是很仔细。

珠珠：还要填哪些？

师父：等会儿我来问你。

珠珠：好的。

师父：你现在除了在喝我开的中药，还有喝其他中药吗？

珠珠：现在其他的没有吃。吃你开的了就没吃其他的了。

师父：你每天喝水 2000 毫升，如果不喝，会觉得口渴，还是舌头干燥，还是嘴唇干燥，还是咽喉干燥？

珠珠：我每天就喜欢喝水，不喝水会觉得喉咙干嘴唇干。

师父：你说腹胀好多了，具体说说看。

珠珠：这几个月有腹胀，就是吃饭后整个肚子鼓鼓，圆圆胀胀的，吃了你的药和开始锻炼了，腹胀好多了。

师父：腹胀包括肚脐以上和肚脐以下？

珠珠：是的，肚脐以下更多一点。

师父：喝了葛根汤后有没有心慌？

珠珠：没有心慌，肚子暖暖的。

师父：是不是因为喝了葛根汤胃口变小了，吃得不是很多，所以不腹胀了？

珠珠：不是，我胃口一直很好的，人也比较胖，但平时吃饭会控制饮食，喝了葛根汤后胃口还是非常好，肚子胀的感觉没有了。

师父：饿的时候如果不吃饭会不会头晕眼花？

珠珠：会的。

师父：你平时手脚是冷的还是热的。

珠珠：一般都是挺暖的，我的脚容易出汗，无论穿什么鞋子都容易出汗。

师父：你的卵巢囊肿有什么不舒服吗？

珠珠：没有什么感觉，这个生孩子之前就有了，现在还一直在。

师父：喝了葛根汤，大便溏，现在还有吗？

珠珠：喝药的时候比较稀黏，停药后好很多，

师父：你是突然胖起来的还是一直没瘦过？

珠珠：一直不瘦。

师父：你按下胃、两侧胁下、肚脐周围、小腹等，看看有没有不舒服。

珠珠：没有。

师父：白带多吗？

珠珠：白带不是很多，但有点黄。

师父：葛根黄芩黄连汤，葛根 40 克、黄芩 15 克、黄连 15 克、炙甘草 10 克，三剂。

珠珠：有什么忌口吗？

师父：没有。另外还有一个粉剂。桂枝茯苓丸，茯苓 15 克、桂枝 15 克、赤芍 15 克、丹皮 15 克、桃仁 15 克，打粉，每天两次，每次 5 克。

珠珠：好的。

师父不再繁育猫了，三室一厅显得有点奢侈，顾村也偏远了些，于是计划搬家。我极力推荐师父搬到我这里，也帮师父在周边房产中介挂了求租的信息，寻找了一周后，终于在附近小区找到了一个两室一厅的房子。

搬家那天，叫了货拉拉司机以及中介一起帮忙，我虽然是女生，但也能搬一点东西，终于顺利搞定。

师父让我挑选个地方请我吃饭，从共和新路走到万达金街，一路上热闹非凡。我边走边介绍，这家的小笼包子特别好吃，那家 18 元的红烧牛肉面牛肉很多。路过"苹果花园"，师父还买了点面包作为明天的早餐。我硬拉走了在 7 元一串羊肉串店门前徘徊的师父，经过音响大声吆喝的武汉鸭脖和波萝蜜，在金街转角，是家宁夏清真，这里的羊肉串好吃而且只要 6 元。

我说：这家馆子一楼是卖羊肉串的，二楼则有各种羊肉，羊蝎子、手抓羊肉、热气羊肉等，手抓羊肉的味道很好，而且价格不贵。

师父说：那就这里吧。

进去后，转弯楼梯走到二楼，点了大份的羊蝎子、羊肉串和烤羊排。看到旁边一桌八九人，服务员推着一辆餐车过去了。

我说：她们点的是烤全羊。

师父说：哦，烤全羊我吃过一回，味道不是很好啊。不知道这里的怎么样。

羊蝎子锅很快就上来了。

我说：为啥给珠珠开了葛根芩连汤和桂枝茯苓丸？

师父说：珠珠饿的时候会头晕眼花，这是瘀血证。有个患者也是这样，用了抵当汤后就不会饿得头晕眼花了。

我说：那珠珠为啥不用抵当汤呢？

师父说：抵当汤肚脐左下侧最好有按痛，珠珠没有，所以就用了比较轻柔的桂枝茯苓丸了。瘀血以后再说。

我说：哦。

师父说：珠珠手足暖，可以是黄芩证；胃口大，是黄连证，而且她的白带有点黄也是黄连证；口渴，可以是葛根证，之前用了葛根汤效果不错，所以继续用葛根。黄煌用葛根汤治疗月经不调，娄绍昆用葛根黄芩黄连汤治疗不孕不育，效果都不错的。而且她脚出汗属于表证，葛根也能解表。

我说：胃口大是黄连证，师父你具体说说呗。

师父说：讲黄连，就要讲黄连汤，黄连汤的结构和半夏泻心汤很接近，所以必须先讲半夏泻心汤，而要讲半夏泻心汤，就得先讲甘草干姜汤。

这时候羊肉串和烤羊排也送上来了。我和师父吃得不亦乐乎。

等吃完烧烤后，我突然想到一个问题，说：师父你为啥要问珠珠是一直胖的还是突然胖的呢？

师父说：珠珠有黄芩证和黄连证，咽干是干姜证。虽然她喝水很多，不符合半夏证，但是我也治过一个因为咽干喝水很多，还是用甘草泻心汤的案例。所以如果有咽干喝水多可能是想喝水润喉，不一定要排除半夏的。

我说：那和胖有啥关系呢？

师父说：前两天刚看到则半夏泻心汤治疗突然胖起来的医案，印象深刻啊，所以就顺便问了下。

我说：哦。我最近吃得挺多，体重上升了两斤，算不算突然胖起来啊？

师父说：每逢过节胖三斤，你要尊重自然规律。

我说：春节还没到，到了后岂不是还要再重几斤。

师父说：开始讲甘草干姜汤。

我拿起一块很大的羊蝎子说：我慢慢啃，师父你慢慢讲。

师父说：每次吃饭讲中医，你的口味很重啊。

我说：没事没事。

师父说：你来背诵下第29条，到甘草干姜汤即可。有个说法，理解了29条就理解了半部《伤寒论》。

我说：29.伤寒脉浮，自汗出，小便数，心烦，微恶寒，脚挛急，反与桂枝汤，得之便厥，咽中干、躁、吐逆者，作甘草干姜汤与之。

师父说：我们先不去管为啥不能用桂枝汤，只看用了桂枝汤以后的症状。治疗咽中干燥，仲景用的是甘草干姜汤。

我说：所以咽干是甘草、干姜证？

师父说：是的。这个反复验证过的，虽然不是百分百，但十有七八的咽干是甘草、干姜证。

我说：哦，那么咽干是甘草证还是干姜证呢？

师父说：我更倾向于干姜。因为29条先用了甘草干姜汤，后又用了芍药甘草汤。如果补充津液的是甘草，那么芍药甘草汤中的甘草量也很大，就没必要先用甘草干姜汤了。

我说：那么甘草的作用是啥？师父你上次说，甘草是佐药。

师父说：嗯。"东汉末年"群里有个强哥，发过一个医案。一个女生，出汗不止，她有咽干症状，虽然是夏天，虽然她很胖，果断使用甘草干姜汤，一剂后咽干好了，出汗也停止了。

我说：为啥要强调虽然……

师父说：因为有些人，喜欢把症状分寒热，把药物分寒热，热证用寒药治，寒证用热药治。这种理解下，就绝对不会给这个女生用甘草干姜汤。

我说：掌握了从《伤寒论》推导出的药证后，严格按照药证用药即可。石膏"不寒"，干姜"不热"。

师父说：说得很好，石膏"不寒"，干姜"不热"。甘草干姜汤里，炙甘草用到4两，干姜用到2两，强哥那个医案里，治咽干是干姜的作用，治出汗是炙甘草的作用。

我说：出汗不是桂枝证吗？怎么变成甘草了。

师父说：打个比方。你骑马，想让马启动加速，口中喊"驾、驾"，同时抽鞭子。想让马减速停下，口中喊"吁、吁"，同时拉缰绳。

我说：哦，我知道了。

师父说：你说。

我说：驾驭这个词就是从"驾"和"吁"来的吧。

师父说：嗯，还有呢？

我说：没了。

师父说：好吧。用方就像骑马去某个目的地一样，马速太慢就要抽鞭子，马速太快就要拉缰绳。麻黄、桂枝、柴胡好比鞭子，炙甘草就是缰绳。

我说：哦，马速太慢就用桂枝，马速太快就用甘草。

师父说：如果人体想用汗解排异，这时候用桂枝。但如果出现体液不断流失就要收一下了，用的就是甘草。

我说：那么怎么判断是出汗不够，还是出汗过多呢？马速快到啥程度不用桂枝用甘草了呢？

师父说：就是看有没有抽筋啊，咽干啊。抽筋、咽干就是人体津液不足的表现，津液不足时还往外流失津液，就要用炙甘草关门了。

我说：哦，29 条里面有脚挛急说明人体津液已经不足了，不能再用桂枝汤了。

师父说：是的，出汗不止的女生有咽干的症状，好比已经是奔跑快速的马了，所以用不到鞭子，只要勒住缰绳就行。就像开车，加速踩油门，减速踩刹车，甘草就是刹车。

我说：好吧。咽干是干姜证，干姜在这个马和车的比喻中代表啥？

师父说：干姜化生津液啊。对于车来说，干姜就是加油，腿抽筋表明油快用完了，咽干表明油箱已经干了。对于马来说，干姜就是给马喂草料。

我说：哦。29 条油快用完了，结果还踩油门，所以叫反与桂枝汤，结果油箱干了。这时候马上踩刹车，加油，就是甘草干姜汤了。

师父说：正是。

我说：29 条如果在用桂枝汤之前，用什么方比较好呢？是甘草干姜汤吗？

师父说：可以的。因为已经腿抽筋了。

我说：师父，我已经读懂了 29 条，怎么还没读懂半部《伤寒论》啊？

师父说：这个等到讲六经时再说。

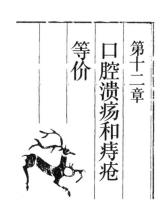

第十二章

口腔溃疡和痔疮等价

我说：那么津液不足，除了腿抽筋、咽干外还有什么症状能够体现？

师父说：还有一个，这涉及症状等价的概念。

我说：症状等价？

师父说：一次于谦说嗓子痛，郭德纲叫于谦张开嘴让他看看，于是于谦张开嘴，郭德纲看了一眼说，没事，不是痔疮。

我笑了出来。

师父说：你别笑啊，口腔生病和痔疮是有关系的。

我说：啊？

师父说：《金匮要略》里有一种病叫作狐惑病，胡希恕说这个狐惑病西医病名叫做白塞综合征，发作时要么口腔溃疡，要么肛门生疮，治疗药方就是甘草泻心汤，效果非常好。

我说：哦。口腔溃疡和肛门生疮等价。

师父说：既然甘草泻心汤可以同时治疗口腔和肛门的症状，

说明口腔和肛门具有某种对称性，甘草干姜汤能治疗咽干，那么，甘草干姜汤是不是可以治疗一些和肛门有关的症状呢？比如说便秘。

我说：嗯，这个推断有道理。

师父说：带着这个疑惑，突然读到了大塚敬节用了半夏泻心汤后患者反而腹泻的医案。

我说：哦，就是半夏泻心汤治好笨笨的。

师父说：《汉方诊疗三十年》中有那么一段，大塚敬节根据某患者心下痞塞和便溏，开出半夏泻心汤，一周后患者不敢再来，原因是喝了半夏泻心汤后，患者每天腹泻六七次。

我说：是不是瞑眩反应？

师父说：之前有几例喝了半夏泻心汤后腹泻的，大塚敬节都归因于瞑眩了。但这次显然不是，因为瞑眩不会每天都发生的。

我说：不是瞑眩那是啥？

师父说：后来，有个患者来求诊大塚敬节，索要与某某患者相同的药物。因为某某患者服用那药后，感觉胃里非常舒服，排便顺畅。这位患者就向某某患者讨药后服用，果然，大便每天顺畅地排出。大塚敬节翻看病例记录，给予某某患者的正是半夏泻心汤。

我说：半夏泻心汤里有甘草、干姜。

师父说：嗯。第三件事，大塚敬节的妻子有便秘，一直吃含有大黄的药，有一次她有胃胀、恶心、纳差，吃了生姜泻心汤后，第二天居然大便十分顺畅。他家保姆也有胃胀和便秘，得知后，也吃了生姜泻心汤，大便也开始顺畅。

我说：我记得生姜泻心汤干姜用了一两，生姜用到五两。

师父说：嗯。大塚敬节特别奇怪，甘草泻心汤、半夏泻心汤和生姜泻心汤条文里没有提到可以治疗便秘，但是事实摆在眼前，百思不得其解。

我说：师父你是不是知道为啥？

师父说：嗯。最终大塚敬节的解释是，症状有主客之分，心下痞硬是半夏泻心汤的主症，恶心腹泻或者便秘是客症，抓住半夏泻心汤的主症，心下痞硬，无论客症是腹泻还是便秘都可以。这种解释类似双向调节的说法，有一点敷衍。

我说：那么师父你的解释是啥呢？

师父说：便秘就是干姜证呀。

我说：如果便秘是干姜证，临床上遇到便秘用干姜还是遇到腹泻用干姜？

师父说：干姜证的便秘不是排便困难，而是两三天甚至四五天一次大便的。我和"天使"临床上试验了无数次了，几乎百发百中。我也听日本交流回来的医生说过，那边治疗便秘的基础方是大建中汤，大建中汤也有干姜。

我说：那么怎么解释甘草泻心汤、桂枝人参汤、四逆汤，都包含干姜，却能治疗腹泻？

师父说：注意，不是腹泻用干姜，你背一下甘草泻心汤的条文。

我说：158.伤寒中风，医反下之，其人下利日数十行，谷不化，腹中雷鸣，心下痞，硬而满，干呕，心烦不得安，医见心下痞，谓病不尽，复下之，其痞益甚，甘草泻心汤主之。

师父说：条文里是下利日数十行，意思就是一天拉几十次。

我说：嗯。不就是腹泻吗？

师父说：不是腹泻，是腹泻不止。腹泻不止才会用干姜。

我说：哦，腹泻和腹泻不止有啥区别啊，为啥腹泻不止了要用干姜，腹泻不严重不用呢？

师父说：腹泻不止同时人体会流失大量的津液啊，干姜是化生津液的。

我说：哦，有道理。普通腹泻拉两三次，没必要补充津液。

师父说：是的，所以无论治疗一天腹泻好多次还是治疗几天一次大便，用干姜的目的都是化生津液。

我说：师父你之前说过便秘就是人体节约用水模式，应该说是节约用津液模式。

师父说：是的。

我说：这个津液模型就把咽干便秘和腹泻不止还有抽筋都统一起来了。

师父说：甘草、干姜讲完了，下面讲甘草泻心汤，条文中有个词你要抓住，腹中雷鸣。

我说：腹中雷鸣，就是肚子咕咕叫吗？

师父说：是的，有一次我中午突然拉肚子了，一两个小时就拉一次，到了晚上准备用甘草泻心汤，但那时我的药柜里面半夏只够煮一次的药量，我拉肚子时肚子没有咕噜咕噜叫，就不敢用甘草泻心汤。

我说：哦，然后呢？

师父说：于是我就等到深夜12点，拉肚子时肚子终于咕咕叫了，马上抓药煮药，一点多喝完药睡觉，第二天就好了。

我说：师父你就那么有把握？

师父说：是啊，甘草泻心汤治疗腹泻不止同时伴有肚子咕咕叫的，基本都是一剂而愈，已经验证过好多次了。

我说：哦，腹中雷鸣，记住了。

师父说：你仔细看甘草泻心汤条文，有没有发现什么特别的地方？这也是甘草泻心汤拉肚子辨证的另一个要点。

我反复默念了几遍，说：没有看出来啥，师父你提示一下。

师父说：甘草泻心汤条文写得非常仔细，但是有一个腹泻常常伴有的症状，条文里居然没有，这说明甘草泻心汤证是没有这种症状的。

我想了想说：难道是腹痛？

师父说：对啦，就是腹痛。拉肚子拉那么厉害，一天几十次，居然没有腹痛。

我说：师父你那次拉肚子有没有腹痛？

师父说：没有。

我说：我知道了。

师父说：嗯。你想到啥了？

我说：腹痛是芍药证，甘草泻心汤里没有芍药，所以没有腹痛。桂枝加芍药汤、真武汤、黄芩汤、大柴胡汤的腹泻可以有腹痛。

师父说：是的，拉肚子有两种，你可以简单把拉肚子分成有腹痛和没腹痛的，有腹痛的第一考虑芍药，没腹痛的，如果有肚子咕咕叫就是甘草泻心汤了。

我说：那没有腹痛，肚子也没有咕咕叫呢？

师父说：那就要仔细分析了，可能是理中汤，或者桂枝人参汤，或者葛根黄芩黄连汤等。

我说：既有腹痛，又有咕咕叫呢？

师父说：备选黄连汤和附子粳米汤。

我说：哦。

师父说：这种伴随咕咕叫的腹泻，必须是腹泻比较严重，如果只是便溏，同时有咕咕叫，一天就拉一次，甘草泻心汤未必有效。

我说：哦，心下痞，硬而满，是啥意思？

师父说：就是胃堵住了，感觉胃胀，按上去是硬的。心下痞是黄连证，硬而满是人参证。

我说：痞是堵住了的意思？

师父说：嗯。胃正常是通的，痞就是不通了。但患者不一定会感觉出来。

我说：心下痞就是心下不通，是什么感觉？

师父说：可能会有胃堵住了、胃顶着、食物难以消化的感觉，也可能伴随胃胀、胃痛或其他胃不舒服的感觉，也可能没有任何感觉。

我说：哦，心下痞是仲景描述的一种状态。

师父说：嗯，类似仲景说的胃中有邪气或者胃中有燥屎。你背一下 154、156、163 条。

我说：154.心下痞，按之濡，其脉浮者，大黄黄连泻心汤主之。

156. 心下痞，与泻心汤，痞不解，其人渴而口燥烦，小便不利者，五苓散主之。

163. 太阳病，外证未除，而数下之，遂协热而利下不止，心下痞硬，表里不解者，桂枝人参汤主之。

师父说：这三条说明，心下堵住了，有两种可能，第一种用黄连解，是黄连痞。第二种用白术解，是白术痞。

我说：为啥是黄连和白术，不是大黄和茯苓？

师父说：154条的大黄黄连泻心汤和158条的甘草泻心汤都有黄连，156条的五苓散和163条的桂枝人参汤都有白术。

我说：哦，但是五苓散和桂枝人参汤同样也有桂枝啊。

师父说：桂枝使用得太频繁了，忽略。

我说：这也行？

师父说：对呀，《伤寒论》里用到桂枝的药方太多了，但凡桂枝证有心下痞，也轮不到在五苓散和桂枝人参汤条文中发现了。

我说：哦。154条按之濡，是什么意思？

师父说：濡就是软的意思，按上去是软的。154条的心下痞是软的，158条的心下痞是硬的。日本汉方家认为，心下痞硬是人参证。

我说：所以甘草泻心汤里会有人参？

师父说：是的，但需要注意，人参必须配合黄连，才能解心下痞硬，只有人参没有黄连就不行，比如小柴胡汤就解决不了心下痞硬。

我说：但163条的心下痞硬只有人参没有黄连啊。

师父说：那个是白术痞，不是黄连痞。

我说：哦哦，无论是黄连痞还是白术痞，如果按上去是硬的，就要加上人参？

师父说：是的。所以156条五苓散的心下痞，虽然没有说，但应该按上去是软的。

我说：那怎么区分两种痞呢？

师父说：用黄连证和白术证来区分啊。

我说：白术证是肿重，往往伴随着小便不利。黄连证是啥？

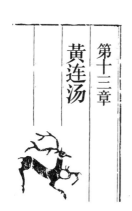

师父说：黄连证是胃口大。但这个药证开始不是根据条文推出来的，而是猜出来的。

我说：师父你还会干这种不严谨的事情啊。

师父说：没办法，条文里体现得不多。

我说：没有方程组可以求解了。

师父说：我听过一个治疗尿毒症的医案。起手是当归四逆汤，经过不断加加减减，最后上了黄连。上了黄连之后，那个患者就不必每周都去洗肾了，治愈了尿毒症。

我说：为啥不一开始就用黄连呢？

师父说：因为一开始那个患者胃口比较差，不敢用黄连，怕用了黄连后更加降低患者的胃口。黄连是在患者逐渐恢复了胃口后才加入的。

我说：哦，所以师父你反其道行之，既然胃口差不能用黄连所以黄连证很可能是胃口大？

师父说：是的，这个医案是第一条线索。之后在某个中医小姐姐的喜马拉雅直播间里遇到一个一天吃五顿饭还饿的人。

我说：嗯，这个患者师父你提到过。

师父说：当时他的主诉是失眠，我那时候用半夏泻心汤治好过失眠，同时脑袋中还蹦出来黄连阿胶汤，然后发现这两个方子都有黄连，和他容易饿的症状联系在了一起，进一步猜测黄连证是胃口大。

我说：那么这个患者最终用了啥药方？

师父说：没用药方，就是思考了下他该用什么药方。

我说：这也可以？

师父说：作为证据肯定不够，就是一条推理的线索。因为半夏泻心汤和黄连阿胶汤都是冲着他失眠去的，我当时一开始还在担心，用黄连的话会不会降低患者胃口，然后突然发现，降低患者胃口不正好吗？

我说：哦，果然正好啊，有道理。

师父说：第三，在一个群里的医案，一个小朋友10岁左右吧，总是手心出汗，睡眠不大好，胃口特别大，手足虽然出汗但是是冷的，喝水不多，其他有啥症状忘记了。

我说：然后呢？

师父说：这个医案，医生先用半夏泻心汤，然后用了桂枝甘草龙骨牡蛎汤，治好了。那时候我就突发奇想，如果当时直接用黄连汤，是不是一下子就好了，因为黄连汤差不多就是半夏泻心汤去掉黄芩加上桂枝。

我说：嗯。

师父说：经过这三件事情，我就自己偷偷假设，黄连证是胃口大。等待时间验证。

我说：嗯，师父你这是手工的数据挖掘啊。

师父说：注意，当时的黄连证不是现在的有饥饿感，而是胃口大。

我说：这有区别吗？

师父说：有的，我后面再说。假设了黄连证后，很快我就遇到一个闭经的患者。她是两个多月没来月经了，最近胃口特别大，都胖了两斤了，而且容易有口腔溃疡，手足是凉的，几乎不怎么喝水，三四天一次大便，睡眠不太好，很怕冷。

我说：不喝水半夏证，怕冷有表证，便秘干姜证，胃口大黄连证。难道是黄连汤？

师父说：是啊，当时对便秘是干姜证虽然知道，但同时也认为当归能通便，同样手足冷可以是细辛证，也怀疑不想喝水也是细辛证，而且大枣帮助睡眠，当归四逆汤里大枣用了很多，所以我第一次开的是当归四逆汤。

我说：效果呢？

师父说：患者喝了五剂，睡眠变好了，手足也暖了一点，但是大便、喝水没有变化，月经也没来。

我说：哦。

师父说：开始我有三个备选，甘草泻心汤，当归四逆汤，还有黄连汤，当归四逆汤用了不行，甘草泻心汤有黄芩，她手足冷的，也不是最好。那一刻我就突然领悟到了为啥黄连汤没有黄芩了。

我想了想说：难道和四逆散一样，因为手足冷？

师父说：聪明，黄芩证是手足热，手足冷就不能用。于是我就坚定开了黄连汤。

我说：哦，这次效果呢？

师父说：这次还是开了五剂，患者喝了五天，然后出差了两天，回来后就告诉我，月经来了。

我说：真不容易啊。

师父说：从此比较坚定地确认，胃口大是黄连证。

我说：没有胃口是人参证，胃口大是黄连证，人参和黄连一起是啥？

师父说：你又说到点子上了，如果胃口大是黄连证，胃口小是人参证，两个应该是矛盾的啊，但是黄连和人参也常常一起出现，比如黄连汤、甘草泻心汤、乌梅丸等。

我说：所以师父你发现用胃口大描述黄连证不是很准确，改成了饥饿感？

师父说：是的，在确定了黄连和胃口相关后，就注意到了厥阴病提纲的描述，你背一下326条。

我说：326.厥阴之为病，气上撞心，心中疼热，饥而不欲食，食则吐，下之，利不止。

师父说：注意"饥而不欲食"。326条与其说是厥阴病提纲，不如说是乌梅丸的症状，气上撞心是桂枝证。

我突发灵感说：饥而不欲食，饥是黄连证，不欲食是人参证。难道饥而不欲食是黄连和人参的组合药证，乌梅丸里就有黄连和人参。

师父说：是的，还有干姜黄芩黄连人参汤条文也能看出点端倪。里面有一句"若食入口则吐"，说明患者想吃东西但吃了就吐出来了。

我说：哦，饥不能食。

师父说：有一次遇到一个胃痛的患者，睡眠不好，容易饿，吃不多，胃会痛，而且按着也痛，喝水不多，怕冷，手足冷，大便两天一次。

我说：看症状也是黄连汤证。

师父说：当时开了黄连汤，吃了五剂就好了。然后我就开始考虑这个医案中她的主诉，胃痛。

我说：难道胃痛是黄连证？

师父说：她的胃痛，按着也痛，这个按痛你想到了啥？

我说：正在心下，按之则痛，小陷胸汤主之。哦，小陷胸汤也有黄连。

师父说：正是，小陷胸汤是瓜蒌实、黄连和半夏组成，黄连用到了一两。瓜蒌实证是胸痛，以后讲到结胸时会讲，那么心下按痛就是黄连半夏证了。

我说：哦，这个胃痛就是黄连证。

师父说：是的，记不记得说腹诊的时候，腹痛是芍药证，腹部按痛也是芍药证。那么同理，这里心下按痛是黄连证，那么心下痛是不是就是黄连证呢？

我说：有道理。

师父说：所以，如果患者有胃痛，而且按痛，而且还有饥饿感，那么妥妥的就是黄连证了。根据这个，"天使"用黄连汤治好了非常多的胃痛患者。

我说：哦。

师父说：这只是黄连的药证，还不是黄连汤的方证。

我说：那么黄连汤的方证是啥？

师父说：背一下173条。

我说：173.伤寒，胸中有热，胃中有邪气，腹中痛，欲呕吐者，黄连汤主之。

师父说：在知道了黄连证，而且用黄连汤治愈了不少患者后，总觉得173的条文是错误的。

我说：错在哪里？

师父说：问题出在黄连汤条文中有腹中痛。

我说：黄连汤方证包含腹痛，有什么问题呢？

师父说：为啥半夏泻心汤没有腹痛，但黄连汤有腹中痛？

我说：哦，半夏泻心汤和黄连汤药物组成差不多。

师父说：嗯，一两黄连没有腹痛，难道三两黄连就可以有了？而且在葛根黄芩黄连汤、干姜黄芩黄连人参汤、黄连阿胶汤、乌梅丸条文里，都没有腹痛的描述。

我说：有道理。

师父说：但是，有一次"天使"在治疗一个胃痛患者时，那个患者有明显的黄连汤证，同时有腹痛，结果用了黄连汤好了。

我说：腹痛不是芍药或者大黄证吗？

师父说：是的，这个非常困扰我，直到有一天看到一个医案。一个老头，时常腹痛，腹痛时有出汗怕冷，恶心呕吐，手足是冷的，平时不怎么喝水，饭量不大但很容易饿。

我说：有黄连证，有桂枝证，有半夏证，排除黄芩，好像就是黄连汤啊。如果是胃痛就妥妥的了。

师父说：是的，当时问了下这个老头腹痛有没有拉肚子，回答没有，就是恶心想吐。

我说：这个能说明啥？

师父说：腹痛是芍药证，但是芍药证的腹痛是有下利的，人体向下排异。这个腹痛怎么没有下利呢？

我说：难道说，黄连汤的腹痛是没有下利的？

师父说：嗯，那一刻我就突然理解了黄连汤条文的意思。

我说：啥意思？

师父说：你仔细想想。

我说：黄连汤的腹痛没有下利，和条文有啥关系，哦，条文里也没有提到下利。但我还是不太明白。

师父说：之前说了，下利分成两个体系，有腹痛的和没有腹痛的，有腹痛的，是人体想向下排异，就是芍药、大黄证。

我说：嗯。

师父说：这个患者腹痛了，不向下排异，反而恶心呕吐，向上排异。怎么办？

我想想说：要么帮助人体向上排异吐出来，要么改变人体排异趋势，从向上改成向下。

师父说：是的，但前一种做法，帮助人体向上排异吐出来几乎不可能，因为痛在腹部，所以只能消除人体向上排异的趋势，改成向下排异。就是让人不恶心呕吐，而是下利。

我说：哦，这样的话，腹痛下利就可以用芍药解了。

师父说：是的，我有一次给患者开了葛根黄芩黄连汤，黄连用到了22克，他去抓药时，药店老板说那么多黄连会拉肚子的，他喝了后果然拉肚子了。

我说：哦，大量黄连可以制造出向下排异的状态。

师父说：是的，173条描述的患者就是腹痛不下利反而恶心呕吐的状态。

我说：明白了。

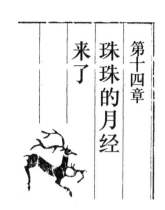

　　吃完回去，珠珠也已经到家。她喝了三天的葛根黄芩黄连汤后，月经还没来，于是继续在三人群里问师父。

　　珠珠：喝完了，月经还没来。

　　师父：脚上出汗还有吗？

　　珠珠：有的。

　　师父：喝水还是很多吗？咽干唇干还有吗？

　　珠珠：有点干。

　　师父：大便这两天如何？

　　珠珠：比较成形的。

　　师父：胃口有变化吗？

　　珠珠：胃口好像小了一点，没那么想吃东西了。

　　师父：手还是热的吧。

　　珠珠：手还是热的。

　　师父：干姜黄芩黄连人参汤，干姜 15 克、黄芩 15 克、黄连

15 克、党参 15 克，三剂。

珠珠：好的。

师父：上次的桂枝茯苓丸还没吃完就继续。

珠珠：好的。

三天后。

珠珠：三天的药喝完了，月经还没来。

师父：咽喉还干吗？

珠珠：不怎么干。

师父：脚出汗有变化吗？

珠珠：好点吧。

师父：白带颜色有变化吗？

珠珠：这个有，白带少了，颜色没那么黄了。

师父：胃口如何？

珠珠：胃口还好。我是不是停经了，还能不能调回来？

师父：再治一下你的咽干和脚出汗吧。

珠珠：黄连好苦。

师父：那就先不用黄连。

珠珠：好的。

师父：甘草干姜汤，炙甘草 60 克、干姜 30 克，三剂，每天分两次喝。

珠珠：好的。

三天后。

珠珠：这两天我喝完药了。

师父：咽干还有吗？

珠珠：还有点干。

师父：粉剂吃完了？

珠珠：是的。

师父：温经汤，吴茱萸 9 克、当归 6 克、川芎 6 克、赤芍 6 克、党参 6 克、桂枝 6 克、阿胶 6 克、生姜 6 克、牡丹皮 6 克，三剂。

珠珠：好的。

三天后。

珠珠：三剂喝完了，这两天早上起来口苦。

师父：口苦？之前有吗？

珠珠：之前早上起来口气比较重，现在嗓子里发苦。

师父：口渴还有吗？

珠珠：早上不喝水就会非常口渴。

师父：脚上出汗呢？

珠珠：穿袜子还好，不穿袜子就会出汗。

师父：先停药一两天看看。

珠珠：好的。

两天后。

珠珠：这两天早上起来不口苦了，看来是吃药的原因。

师父：柴胡桂枝干姜汤，柴胡 24 克、黄芩 9 克、干姜 6 克、炙甘草 6 克、桂枝 9 克、煅牡蛎 9 克、天花粉 12 克，三剂。

珠珠：好的。

三天后。

珠珠：我吃完上次的药了。

师父：嗯，咽干、脚汗有变化吗？

珠珠：脚不怎么出汗了。不及时喝水还会咽干。

师父：喝水量还是 2000 毫升？

珠珠：有时候没有，但 1500 毫升有的。

师父：用开始的葛根汤吧，如果有恶心心慌了和我说。

珠珠：好的。

师父：别忘记先煮葛根、麻黄 20 分钟，再放入其他药一起煮 20 分钟。

珠珠：好的。

三天后。

珠珠：上次药喝完了。

师父：咽干有加重吗？

珠珠：这两天喉咙有干咳，可能前两天吃辣的了。

师父：有咳嗽？

珠珠：嗯，喉咙不痛，就是痒咳。

师父：白天晚上什么时候咳？

珠珠：白天晚上都咳的，呼吸也咳嗽。开始是感觉喉咙有异物，发不出声音，昨晚开始咳的。

师父：喝水多吗？

珠珠：多的。

师父：有出汗、胸闷、头晕吗？

珠珠：头昏有，胸闷出汗没有。

师父：这两天脾气心情如何？

珠珠：这两天事情比较多，脾气一般，心情不开心。

师父：睡眠如何？

珠珠：昨晚睡不好。

师父：五苓散，茯苓 15 克、猪苓 15 克、白术 15 克、泽泻 25 克、桂枝 10 克，打粉，每天两次，每次 5 克泡水喝。

珠珠：好的。

一天后。

珠珠：五苓散昨天开始喝，咳嗽开始少了，昨天头疼，今天轻了，昨晚睡得挺好的。

师父：继续。

珠珠：好的。

两天后。

珠珠：咳嗽喉咙痒基本好了，昨天下午月经来了，但是颜色有点淡，五苓散继续吃吗？

师父：停药。

珠珠：好的。月经后还要吃药吗？

师父：先不吃，没来再说。

珠珠：好的。

三十五天后。

珠珠：上次月经来了以后，到现在还没来。

师父：白带颜色黄吗？

珠珠：有点黄。

师父：口渴吗？咽喉和唇干吗？

珠珠：嘴唇不干。喉咙干好多了，现在喝 1000 毫升水左右。

师父：胃口如何？

珠珠：胃口挺好的。

师父：手足还是热的吗？

珠珠：是的。

师父：葛根黄芩黄连汤，三剂。

珠珠：好的。

六天后。

珠珠：这次月经来了。

师父：好的。

春节到了，珠珠回福建老家，去看儿子。我则响应国家号召，不回去了，留在上海过年。恰巧闺蜜和她姐姐也在上海过年，于是我带着笨笨到闺蜜家吃年夜饭。闺蜜从师父那里买来的安儿还小，笨笨已经一岁多了，看到安儿后友好地舔了它几下。

闺蜜在打游戏时认识了一个新男友，山东人，说好年后就要见面的。年夜饭是闺蜜姐姐做的，下午在菜市场里买了一条大青鱼做熏鱼，熏鱼很好吃。年夜饭很丰盛，闺蜜的小阿姨也来了，四个人九个菜，还有一只巨大的珍宝蟹。

初一上午得知师父在，连忙给师父拜年去，顺便带着一些昨天打包的熏鱼。师父说收到了珠珠的一个666元的巨大红包，可以一起去大吃一顿了，目标就是师父念念不忘的餐厅"上隐"。我看在"上隐"的份上，就不再讹师父红包了。

打电话去预订，晚餐都预订到两周后了，只好订了初五中午。

初五早上睡到10点起床，一阵手忙脚乱，门口一号线共康路站上徐家汇站下，11点多赶到上隐。这里传说中的好吃的果然都有，就是座位有点逼仄，毕竟性价比挺高的。本来按老规矩，边吃边说中医的，结果师父嘴根本没有停下来过。

满足地吃完回到我住的地方都快三点了，泡了两杯茶帮助消化，迎接牛年的第一次中医课。

我说：昨天翻看你治疗珠珠的聊天记录，有点异样的感觉。

师父说：说说看。

我说：说不清楚，就是感觉师父你用方逻辑和我想的很不一样。

师父说：不一样在哪里？

我说：具体一时说不上来，就是有这种感觉。师父你来讲解下呗。

师父说：好的，你统计一下，珠珠一共用了多少个方子。

我说：葛根汤，葛根黄芩黄连汤，桂枝茯苓丸，干姜黄芩黄连人参汤，甘草干姜汤，温经汤，柴胡桂枝干姜汤，葛根汤，五苓散，葛根黄芩黄连汤。一共10个，去掉重复的，也有8个。

师父说：很好。开始珠珠填写得不是很认真，因为她睡眠和胃口都不错，所以可以用葛根汤挥霍一下。没想到治好了她的肚子胀。

我说：嗯。

师父说：我问诊以后，发现她胃口特别大、白带黄，是黄连证，手足热是黄芩证，脚出汗是有表证，而且口渴喜欢喝水，第二个方就用了葛根黄芩黄连汤。饿的时候会头晕眼花，有瘀血，第三个方用了桂枝茯苓丸。咽干、唇干这两个症状暂时不去管。

我说：用了以后大便变好了，饿的情况也有改善，但是喝水、咽干、脚出汗还是有。

师父说：是的，咽干是干姜证，所以第四个方用了干姜黄芩黄连人参汤。口渴、脚出汗和嘴唇干先忽略掉。

我说：用了干姜黄芩黄连汤后，白带颜色好了。珠珠说她咽干也好了，师父你怎么还用甘草干姜汤？

师父说：患者有时候可能照顾医生面子吧，反正我判断，白带颜色黄改善了，但是咽干没有改善。于是我集中兵力，第五个方用了甘草干姜汤治疗咽干，其他症状忽略。

我说：但是喝完甘草干姜汤还是有咽干啊。

师父说：嗯，所以这个咽干可能不是干姜证，我就先不去管，第六个方开了温经汤去治她的嘴唇干，同时兼顾脚汗。当然口渴也忽略掉。

我说：这次吃了以后出现了口苦。是不是方用错了？

师父说：的确用错了。第七个方用柴胡桂枝干姜汤，喝水多是瓜蒌根证，脚汗还是有桂枝证，咽干还是有干姜证。

我说：为啥不是五苓散？

师父说：五苓散也有可能，但她手足热，也没恶心，权衡后就用柴胡桂枝干姜汤了。

我说：哦。喝完柴胡桂枝干姜汤，脚汗没有了，喝水量少了一点但还是多，咽干还是有。

师父说：是的，咽干和喝水多还是没解决，用了蛮多次干姜，咽干还有，说明这个咽干可能不是津液少的干姜证，所以我第八个方用回了葛根汤测试下。

我说：用葛根汤测试啥？

师父说：喝了葛根汤后，如果咽干没有加重，说明她的咽干不是干姜证。而且，月经不来和不出汗有相似的地方，可以用发汗的方法把月经逼出来的。

我说：所以用了葛根汤后，就问她咽干有没有加重？

师父说：是的，结果她感冒咳嗽了。喝水多，头昏，头痛，咳嗽，这个是五苓散证。

我说：用了五苓散治愈了咳嗽头痛后，连月经也来了。

师父说：是啊，很多慢性病好转需要一个契机的，治着治着治出了一场感冒，感冒就是这个契机。

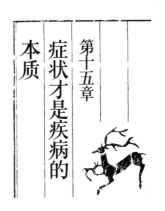

　　我说：我知道不一样在哪里了。

　　师父说：哪里？

　　我说：师父你每次开出的药方都是针对珠珠当前的症状，是吧？

　　师父说：对。

　　我说：我以为中医治病开出药后，患者慢慢吃，最多一段时间后略有加减。但师父你这种打法和我印象里的大不一样啊。

　　师父说：嗯，你观察得很仔细，这种打法正是《伤寒论》的精髓所在。

　　我说：啊？！这种打法有点追着症状治的感觉啊，不应该是治病求本吗？

　　师父说：你感觉这种打法有点舍本逐末？

　　我说：对，对，就是有舍本逐末的感觉。

　　师父说：你说治病求本，那么疾病的本质是什么呢？

疾病的本质是什么？我一时想不出来。

我说：是什么？

师父从手机里播放了一段音乐，《偷功》。

师父说：说疾病的本质是什么之前，先给你讲一套可以破尽天下所有武功招数的绝学。

我说：什么绝学？

师父说：要做到破尽天下各门各派所有的武功，无非两种途径。第一种是要熟悉每一门每一派的武功招式，并且对这些武功的破法要了然于胸。

我说：得全部背出来。

师父说：嗯，但这个途径有个缺点，只能破解已知的武功，新创的就破不了了。

我说：另一种途径呢？

师父说：第二种途径就是那套绝学，它找到了武功对敌中最本质的东西，无论招数之前有没有见过，都可以破解。

我说：那套绝学是啥？

师父说：是一套剑法，先递出第一剑，无论对手格挡或反击，根据其中的破绽递出第二剑，然后根据对手对第二剑的反应中的破绽再递出第三剑，这样源源不断递出剑招，直到打败对手。

我说：万一对手没有破绽呢？

师父说：只要对手出招就必然有破绽。

我想了想说：武功对敌中最本质的东西就是破绽？

师父说：是的，任何武功都有破绽，抓住了破绽，就不用去管对手是何门何派的了，盯着破绽打就行。

我说：不是说，天下武功皆可破，唯快不破吗？

师父说：快是另一个方面，看得出破绽但是打不到也是不行的。

我说：哦，打到破绽就是关键，打到破绽的前提是看出破绽。

师父说：嗯。说完武学，再说医学。要治尽天下所有的疾病，同样也是两个途径，要么穷尽所有已知的病种和治法，要么找到疾病的本质。

我说：感觉西医走的是前一种途径啊，新出一种病之后，才会研究对应的治疗方法，所以对突发的新冠有点措手不及。

师父说：是的，《伤寒论》走的是后一种途径，仲景找到了疾病的本质。

我说：终于绕回来了，疾病的本质是啥？

师父说：你结合那套武功绝学，从我的治法上仔细想想。

我说：师父你开出第一方后，就根据患者服用第一个方后的症状开出第二方，然后根据患者服用第二方后的症状开出第三方，一直到治愈为止。难道，难道疾病的本质是症状？

师父说：嗯，就是症状。任何疾病都有症状，抓住了症状，就不用去管是什么病因引起的，无论之前有没有遇到过，盯着症状治就行。这就叫作随证治之。

我说：原来随证治之是这个意思。

师父说：随证治之就是顺着症状用药。比如患者吃坏东西了，肚子痛，腹泻后肚子还痛还腹泻。西医的做法是找到病因，比如肠胃炎，然后打针吊水，注入消炎药，病好了，症状就消失了。经方家的做法是用泻药，帮助身体向下排异，芍药不够大黄上，根本不去管是不是肠胃炎。

我想了想说：西医通过治病来解除症状，仲景通过治症状来治病。

师父说：总结得很到位。

我说：治症状和治病都有效，那为什么说症状是疾病的本质呢，也许只是另一条途径，条条大路通罗马。

师父说：今天给你上一堂哲学课，让你完成一次哥白尼倒转。

我说：什么叫哥白尼倒转？

师父说：人们原以为太阳绕着地球转，后来发现其实是地球绕着太阳转，这种认识上的转变，在哲学界称为哥白尼倒转。

我说：师父你认为现在医学界对疾病的认识，就像地心说一样，是错误的？

师父说：不是错误。在哲学层面，如果要说错误，所有的理论都是错误的，真理只可以接近，永远不可能达到，就比如牛顿的经典力学。我是认为症状是疾病的本质，更加深刻也更加简单。

我说：哦。

师父说：你不信呀，我证明给你看。

我说：好。

师父说：现在有两种治病模式，病因模式和症状模式。

我说：嗯。

师父说：病因模式通过去除病因来消除症状，可以分成两步，诊断病因，治病。

我说：嗯，病因模式就是第一种模式。

师父说：嗯。症状模式通过治疗症状来治病，也可以分成两步，找症状，治症状。

我说：嗯。

师父说：我们来计算一下，这两种治病模式的复杂度。

我说：怎么计算？

师父说：分别确定每一步的复杂度，然后相乘呀。

我说：哦。

师父说：病因模式第一步诊断病因。你觉得病因一共有多少种？

我说：很多种吧。

师父说：是无数种，因为会不断出现新的病因，比如这次新冠病毒。

我说：嗯，还会变异。

师父说：所以诊断病因这一步的复杂度是在无限多的可能性中确定一种，复杂度为 n。

我说：嗯，没问题。

师父说：第二步治病的复杂度，当病因确定后，就要找到治病的药物。

我说：这步也挺复杂的吧，我知道很多病能确定病因，但没有药物的，比如艾滋病、癌症等。

师父说：换一种说法，假设特效药是某种生物中的有效成分，是一种分子结构。请问世界上一共有多少种分子结构？

我说：无数种。好吧，第二步的复杂度也是 n。

师父说：嗯，这个也可以在现实中得到验证，一个西药新药品的研发成本数量级，都是以十亿美元计的。

我说：诊断病因的复杂度为 n，治病的复杂度也是 n，所以整个病因模式的治病复杂度就是 n 的平方。

师父说：嗯。再来看症状模式，人的症状有多少种？

我说：症状也有很多种吧，不过应该是有限的。

师父说：嗯，症状依赖于身体结构，万年以内几乎固定不变，可以认为，症状总数是个常数 C。

我说：所以找症状这一步的复杂度就是常数 C。

师父说：嗯，治症状这一步的复杂度和治病的复杂度一样，都是找药，是 n。

我说：那么症状模式总的复杂度是常数 C 乘以 n，就是 Cn。比病因模式复杂度 n 的平方低了一个数量级呀。

师父说：嗯，你理解了这层就好办了，现在来说明两种模式谁更本质。

我说：嗯。

师父说：回到哥白尼倒转，日心说和地心说，哪个更接近真理，是有一个依据的。奥卡姆剃刀法则听说过没？

我说：这个我知道，根据奥卡姆剃刀法则，更简单的是真理。就是因为日心说数学模型比地心说简单多了，所以日心说更接近真理。

师父说：嗯，症状模式复杂度更低，所以症状模式更符合治病规律，症状才是疾病的本质。证明完毕。

我说：我有点转过来了，师父你的意思是，现代医学关注重点如果从病因上转移到症状上，会大大降低治病的难度？

师父说：对。

我说：但我还是觉得怪怪的，省力不省功，复杂度不能凭空消失了吧？

师父说：问得很好，症状模式的复杂度比病因模式的复杂度低，我也思考过，这份省掉的复杂度被谁承担了。

我说：嗯，谁当了接盘侠？

师父说：正常人饿了会吃饭，口渴了会喝水，困了会睡觉，对吧？

我说：嗯，这些是正常的生理需求。

师父说：生命过程非常复杂，由无数个物理化学过程组成，小到一个细胞都离不开吐故纳新。但我们维持生命却很简单，只要满足了基本的生理需求就行了。这份从复杂到简单，是怎么得来的呢？

我想了想说：进化来的呀。

师父说：对，大猫生小猫，并不知道体内发生的过程有多么复杂。该发情发情，该配种配种，满足了生理需求，自然就会怀孕下仔了。

我说：嗯。

师父说：症状本质上也是一种生理需求。比如，怕冷就是需要热量，腹痛就是需要向下排异，困倦就是需要休息。

我说：哦，有道理。

师父说：嗯，区别在人人都知道饿了吃饭，渴了喝水，困了睡觉。但只有高明的中医知道生病时症状表达出什么需求。

我说：症状是特殊的生理需求。随证治之就是让医生去满足患者的特殊生理需求。

师父说：嗯，随证治之的治病模式，是不需要知道体内究竟发生了什么的。

我说：哦，这也算大道至简的一种。

师父说：现在你明白复杂度去哪里了吗？

我说：嗯，症状模式的复杂度是被进化承担了。

师父说：是的，生命进化了几亿年，封装了抗病过程，通过症状向外传递需求信息，满足需求即可治病。如果不好好利用症状带来的信息，是不是太暴殄天物了啊？

我说：我彻底倒转了。

师父说：我用这两种模式分析一下新冠。

我说：嗯。

师父说：两个新冠患者，一个发烧咳嗽，一个胸闷呕吐。在病因模式下，他们感染了同样的病毒，没有抗病毒药就没法治。在症状模式下，一个就是发烧咳嗽的患者，另一个是胸闷呕吐的患者，传统中医治疗发烧咳嗽和胸闷呕吐的办法是有的，所以能治。

我突然灵光乍现，说：症状模式的治病复杂度之所以是 n，那是因为治症状这一步需要寻找药物。会不会这些药物古人已经找全了，就记录在《伤寒论》里。

师父说：才想到啊，学《伤寒论》，学的就是症状和药物的对应，我不是一直都在教你这个吗。

我说：这样的话，一个经方家治病复杂度就是常数了啊。

师父说：嗯，天不生我张仲景，医道万古如长夜。

我被这句话震撼了一下，心里默默念着：天不生我张仲景，医道万古如长夜。

师父说：你总结下今天学到了啥。

我说：今天我学的是哲学，症状本质说是世界观，随证治之是方法论。

师父说：很好。

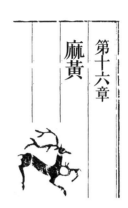

初六没事，就继续找师父讲《伤寒论》。早上楼下和师父一起吃完小笼豆花，这次是到师父那边。

师父说：滚滚长江东逝水，浪花淘尽英雄，是非成败转头空，青山依旧在，几度夕阳红。白发渔樵江渚上，惯看秋月春风，一壶浊酒喜相逢，古今多少事，都付笑谈中。

我说：师父你念这首包含你微信昵称的词干啥？

师父说：我念一首定场诗，表示我要开讲啦。

我说：这是老版电视剧《三国演义》的片头曲吧。第一集，桃园结义。

师父说：桃园结义，所有角色体力回复一点。

我说：这似乎是一个很古老的桌游啊。

师父说：你玩过"三国杀"？

我说：玩过呀，家里各种扩展包都有的。

师父说：啥时候玩的啊？

我说：初中啊。

师父说：那么早。

我说：我记得初中暑假来上海玩，住在闺蜜家。

师父说：你和闺蜜初中就认识啊？

我说：是啊，我和她是小学初中高中同学。

师父说：那她家怎么在上海啊？

我说：人家家里有钱在上海买的房子呗。暑假我和她就一起住啊。

师父说：哦。

我说：当时"三国杀"很火的，蛮多桌游模仿"三国杀"，我在一个桌游展上还买了一套金庸版的"三国杀"。

师父有些诧异地说：哦？金庸版的"三国杀"名称叫啥？

我说：江湖杀吧。我记得当时展台墙上有很多首诗，每一首诗都代表着一个金庸人物，让顾客猜是谁。

师父说：你都猜出来了？

我说：我就差一首没猜出来，不过老板人不错，提示了我一下，还是给我最低折扣了。

师父说：那个腼腆的小姑娘原来是你啊。

我说：啥？

师父说：桌游叫"江湖决"，对不对？

我说：嗯，对对，不是"江湖杀"，是"江湖决"。师父你也去了那次桌游展？

师父说：那个桌游是我做的呀，墙上一共九首诗，网上找了八首，有一首还是我写的呢。

我说：师父你就是那个老板？完全没有印象了。

师父说：看来我们十年前就认识啊。

我说：世界真小。不过师父你做的"江湖决"不咋地，抄袭痕迹明显。

师父说：嗯，那个是半成品，后来又改进过的，只不过没有印刷成产品。要不你投资一下，你不是风投吗？

我说：首先，我做的是投后，不是风投。其次，"三国杀"的风口过去了啊，现在流行的是剧本杀好吧。

师父说：嗯，风口过去了啊。

我突发奇想说:《伤寒论》能不能做成剧本杀啊？一边玩，一边就能学会药证了。

师父说：这个主意不错，剧本杀的精髓在扮演，可以让玩家扮演各种各样的症状。

我说：玩家扮演各种患者，应该蛮有趣的。

师父说：你扮演一下其人叉手自冒心。

我双手捂住胸口。

师父说：身为振振摇。

我就开始不停地抖动手。

师父说：四肢拘急不解。

我不想表演这个，于是朝着师父呕了一下。

师父笑着说：怎么了？

我笑着说：心烦喜呕了呗。不能总是按你说的扮演，现在我是其人如狂了。

然后跳起来用力打了一下师父。

师父被击中后瘫坐在椅子里一动也不动，一边哼哼唧唧，一边可怜兮兮地说：被你打得，身体疼烦，不能自转侧了。

我和师父嘻嘻哈哈闹了一会儿，都觉得把《伤寒论》做成桌游挺有希望的。

师父说：好了不玩了，桌游我们从长计议，继续讲《伤寒论》。

我说：今天讲啥？

师父说：最近看到娄绍昆的一个医案。一名黄疸患者，一直在吃一种西药控制黄疸，吃了大约五年吧，控制不住了，黄疸突然爆发，西医医生建议他换一种更新的药。

我说：西药吃一段时间后就要升级的。

师父说：是的，他问西医，如果新药吃一段时间又失控了怎么办？医生说，那就再换更新的，虽然现在没有，但到时候说不定就有了。

我说：万一还没研发出来怎么办？

师父说：是啊，他也那么担心，于是就找中医，去娄绍昆那里看病。症状是身上发黄，极度乏力，精神不振，脉沉细，同时有心下悸。

我说：这是什么方子？心下悸是茯苓证啊，难道是真武汤？

师父说：不是，用的是麻黄附子细辛汤。

我说：麻黄附子细辛汤里没有茯苓啊，条文里也没有心下悸。

师父说：嗯，这应该是娄绍昆总结的经验吧。所以心下悸也可能是细辛证。

我说：结果呢？

师父说：结果吃了大约一周的药，黄疸就消退了。

我说：效果这么好啊，他之前怎么不找中医看。

师父说：也不是，之前他就是娄绍昆的患者，一直控制得不错，但并没有根除。后来嫌喝中药麻烦，就去吃西药，他记着娄绍昆的嘱咐，一旦病情有变化，先来找中医，中医没办法了再去用西医的方法。

我说：哦，说明治疗他的黄疸的时机没到。这次到了。

师父说：是的，《伤寒论》里麻黄是有祛黄作用的。一般中医听到黄疸马上会想到茵陈蒿，其实六经都能出现黄疸。你看看宋本262条，康平本这是一条准原文。

我说：262.伤寒瘀热在里，身必黄，麻黄连轺赤小豆汤主之。

师父说：嗯，这条也说明麻黄可以祛黄。今天先讲讲麻黄相关的条文。

我说：好的。

师父说：麻黄证有好多个，背一下35条。

我说：35.太阳病，头痛发热，身疼腰痛，骨节疼痛，恶风，无汗而喘者，麻黄汤主之。

师父说：这条里面你看到了仲景在反复强调啥？

我说：疼痛？

师父说：没错，就是疼痛。很多人喜欢把无汗和有汗作为麻黄汤和桂枝汤的鉴别点，其实最大的鉴别点是在疼痛上。我们看到桂枝汤条文里最多只有头痛，其他的疼痛没有。

我说：嗯，疼痛是谁的药证呢？

师父说：麻黄汤是由麻黄、桂枝、炙甘草、杏仁组成的，之前讲桂枝证和甘草证时，并没有像麻黄汤这么明显强调疼痛的条文，所以麻黄汤里的疼痛，就是麻黄证了。

我说：那么杏仁呢？

师父说：杏仁证是喘，等会儿再说。麻黄证最重要的症状就是痛。35条里面有个腰痛，很多腰痛患者用了带麻黄的方子就好了。

我说：哦，麻黄证是疼痛，全身的疼痛。

师父说：是的，这种疼痛是身体想汗解不得，体内津液充足，津液想从皮肤表面出来，但是毛孔封闭，出不来，压力巨大形成疼痛。

我说：哦，桂枝汤证是有汗出的，所以就没那么疼痛。

师父说：是的，还有另一种截然相反的疼痛。

我说：哪一种？

师父说：另一种就是津液特别不足的，比如新加汤，重用生姜和芍药。你看下宋本62条，康平本中是一条准原文。

我说：62.发汗后，身疼痛，脉沉迟者，桂枝加芍药生姜各一两人参三两新加汤主之。

师父说：这个药方名字有点长了，所以简称新加汤。

我说：那么怎么区别是津液充足的疼痛还是津液不足的呢，是从脉上看吗？

师父说：嗯，一个要依靠脉证，津液充足的脉会浮紧，津液不充足的不会。另一个看体质，麻黄证的疼痛患者往往体质好，比如重体力工人，郝万山讲述的麻黄汤医案中是一群挖矿工人。

生姜芍药的疼痛患者体质偏弱，比如妇女产后，这个郝万山也提到过。

我说：哦，怪不得麻黄汤里面没有生姜和芍药，不需要补充津液啊。

师父说：是的，葛根汤里有麻黄有生姜有芍药，是一种较为常用的解表药方。据说日本普通人有感冒发烧的话，第一会想到的就是汉方葛根汤颗粒。

我说：除了麻黄治的疼痛，芍药、生姜治的疼痛，还有其他的疼痛吗？

师父说：还有附子治的疼痛，这个后面说。背一下大青龙汤的条文，38 条。

我说：38. 太阳中风，脉浮紧，发热恶寒，身疼痛，不汗出而烦躁者，大青龙汤主之，若脉微弱，汗出恶风者，不可服之，服之则厥逆，筋惕肉瞤。

师父说：38 条开头的太阳中风，非常多的伤寒家无法理解。

我说：有啥不好理解的？

师父说：太阳中风应该用的是桂枝汤啊，但这一条用的却是带麻黄的大青龙汤。而且，太阳中风是脉浮缓，怎么会是脉浮紧呢？

我说：嗯，是有点奇怪，为什么开头是太阳中风？

师父说：38 条关键在不汗出而烦躁，注意不是无汗而是不汗出，35 条麻黄汤里是无汗，你仔细琢磨琢磨。

我想了想说：不汗出的意思是发汗了但没有发出来？

师父说：聪明，你再想想看，会用什么方子发汗没发出来呢？

我说：这个想不出来了。

师父说：既然开头是太阳中风，那么用的就是桂枝汤，但喝了桂枝汤后，病不但没好，反而出现了烦躁，所以叫不汗出而烦躁。而且，喝桂枝汤会有烦躁，是有依据的。你背一下 24 条。

我说：24. 太阳病，初服桂枝汤，反烦不解者，先刺，却与桂枝汤则愈。

师父说：24 条就是喝了桂枝汤病没解反而烦的。这条的烦不算严重，先用针刺后，再喝桂枝汤就行了。但 38 条的烦比较严重了，所以用了烦躁这个词，必须用大青龙汤来解。

我说：哦，有道理。这个烦躁具体会表现出什么症状呢？

师父说：38 条里的症状是发热恶寒，身疼痛，脉浮紧，如果没有烦躁这个词的话，用葛根汤就可以了，干吗要用大青龙汤呢？所以我推测烦躁包含了条文没有提到的，但是大青龙汤应该有的症状。

我说：嗯，有哪些？

师父说：有杏仁，所以有喘；有桂枝没有芍药，所以有胸闷；有石膏，所以有口渴。烦躁是胸闷、喘不过气、非常口渴的组合表现。

我说：38 条这样理解，医生以为是寻常的太阳中风，误用桂枝汤后，患者没有汗出而解，反而非常烦躁。这时候医生再去摸脉，脉浮紧，患者还是有发烧怕冷，并且全身疼痛，这个就是大青龙汤证了。

师父说：嗯，你觉得是麻黄汤患者津液充足呢，还是大青龙汤患者津液充足呢?

我说：嗯，不知道，都是脉浮紧。

师父说：那你觉得是麻黄汤患者津液充足呢，还是桂枝汤患者津液充足呢?

我说：麻黄汤啊，各种疼痛，而且不用生姜化生津液。

师父说：嗯，那你觉得麻黄汤患者痛多一点还是大青龙汤患者痛多一点?

我说：麻黄汤患者疼痛多，条文上就能看出来。哦，因此麻黄汤患者津液充足。而且，大青龙汤里有生姜化生津液，也说明大青龙汤患者津液不足。

师父说：嗯，大青龙汤证是桂枝汤体质的人毛孔封闭住了，一旦毛孔打开后，就不能再用大青龙汤，再用容易挂掉的，所以大青龙汤条文后写了一大堆禁忌证。

我说：哦。如果二次用了大青龙汤后怎么办呢?

师父说：那就要看用后的症状了，如果汗出不止，手足冷，可以考虑甘草干姜汤或者四逆汤的。如果心慌、恶心、手抖可以考虑苓桂术甘汤或者真武汤的。

我说：筋惕肉𬌗是啥意思?

师父说：就是身体肌肉会不自觉地跳动，是茯苓证，82条真武汤里有身𬌗动，也是这个意思。

我说：哦。

师父说：你背一下39条。

我说：39. 伤寒脉浮缓，身不疼但重，乍有轻时，大青龙汤主之。

师父说：39 条的大青龙汤没有痛，变成重了，说明麻黄证可以有重，你想到啥了没？

我说：没有呀。

师父说：还有什么药证有重的？

我说：白术证是肿和重。难道麻黄也有？

师父说：是的，《金匮要略》的条文有，风水恶风，一身悉肿，脉浮不渴，续自汗出，越婢汤主之。

我说：大青龙汤和越婢汤，都有石膏，会不会是麻黄和石膏配合，才能去肿重。

师父说：郝万山讲过用麻黄连翘赤小豆汤治疗浮肿的，我用带石膏没有麻黄的方子，治疗肿没啥效果，所以主要还是麻黄起的作用。

我说：哦，看来麻黄和白术药证有点重叠啊。

师父说：是的。你背一下 23 条。

我说：23. 太阳病，得之八九日，如疟状，发热恶寒，热多寒少，其人不呕，清便欲自可，一日二三度发，以其不能得少汗出，身必痒，宜桂枝麻黄各半汤。

师父说：其人不呕，表示排除少阳。清便欲自可，排除阳明。这是一个太阳病，一天发作两三次，因为不是持续发作，所以算比较轻。这条关键在身必痒。

我说：痒是什么药证？

师父说：你被针刺了下，会很痛吧。

我说：容嬷嬷……

师父说：如果是蚊子用针刺你一下呢？

我说：哦，痒是轻微的痛？

师父说：是的，桂枝汤不痛，麻黄汤痛，所以桂枝麻黄各半汤就是痒了。

我说：好有道理啊。

师父说：其实痒不必局限在各半汤上。我用葛根汤、小青龙汤、越婢汤等都治疗过身体痒的，也看到过医案用大青龙汤、麻黄连翘赤小豆汤治疗身体痒的。

我说：哦，痒也是麻黄证。

师父说：痒是麻黄证，但是同样也要考虑生姜和芍药，你想想为啥？

我说：也有津液不足的痒啊？

师父说：嗯，有的。有用真武汤治疗身体痒的，也有用半夏泻心汤治疗手上痒的。

我说：哦。

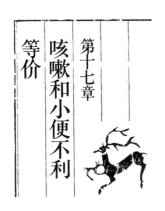

第十七章

咳嗽和小便不利等价

师父说：再来看小青龙汤的条文，40条和41条。

我说：40.伤寒表不解，心下有水气，干呕发热而咳，或渴或利或噎，小便不利小腹满，或喘者，小青龙汤主之。

41.伤寒心下有水气，咳而微喘，发热不渴，小青龙汤主之。

师父说：你来分析分析。

我说：40条和41条都有发热，这是表证，麻黄或者桂枝。40条有干呕，干姜和半夏证。41条有不渴，半夏证。

师父说：嗯，很好。35条麻黄汤有无汗而喘，麻黄汤有麻黄和杏仁。41条有微喘，40条有或喘，说明麻黄证可以有喘，但是这个喘不太厉害。

我说：嗯。麻黄证有轻喘。心下有水气是什么意思？

师父说：就是患者感觉胃这里会有水在晃荡。

我说：那么心下有水气是什么药证呢？

师父说：可能是小青龙汤的方证，不独属于任何药证；也可

能是细辛证。之所以猜测是细辛证，是因为刚才讲过的，心下悸
也可能是细辛证。

我说：哦，因为都是心下？

师父说：对。我刚开始觉得细辛证是手足冷，是因为当归四
逆汤能治疗手足冷。

我查了查当归四逆汤的组成，说：当归四逆汤包括当归、细
辛、通草、桂枝、芍药、甘草、大枣。就算能排除桂枝、芍药、
甘草、大枣，怎么排除当归和通草呢？

师父说：通草可以排除，是因为当归四逆汤中的通草，是用
通草还是用木通有争议，有的医生用通草，胡老认为用木通，有
些医生换成茯苓，甚至有的医生干脆去掉通草不用。无论通草是
什么似乎都不太影响当归四逆汤治疗手足冷，所以应该和通草
无关。

我说：哦，那么怎么排除当归？

师父说：无法排除。我临床上用麻黄细辛附子汤治咽痛发烧
的患者，如果手足冷，把握更大一点。

我说：也就是说，细辛证很可能有手足冷，可能有心下悸，
也可能有心下有水气，但都无法绝对肯定？

师父说：是的，但有一条隐蔽的证据，提高了这个可能性。
宋本 356 条茯苓甘草汤方证，恰巧有心下悸同时也有手足冷。

我想了想说：这条证据很微妙啊，说明心下悸和手足冷是
有相关性的，这份相关性提高了细辛证包含手足冷和心下悸的可
能性。

师父说：嗯。你看看小青龙汤还有啥症状。

我说：咳嗽，40条和41条都有咳。

师父说：咳嗽没有具体的药证，它和小便不利等价。

我说：等价？

师父说：还记不记得等价的概念？

我说：记得啊，口腔和肛门等价。

师父说：嗯，咳嗽和小便不利，也是等价症状。这一点可以从很多条文中看出来。

我说：怎么看呢？

师父说：40条有咳嗽，同时也有小便不利小腹满。

我说：嗯，和甘草泻心汤同时有口腔溃疡、肛门生疮类似。

师父说：背一下316条和318条。

我说：316.少阴病，二三日不已至四五日，腹痛小便不利，四肢沉重疼痛，自下利，其人或咳或小便利，或下利或呕者，真武汤主之。

318.少阴病，其人或咳，或悸，或小便不利，或腹中痛，或泄利下重者，四逆散主之。

师父说：真武汤有小便不利，所以后面就有一个或咳或小便利，小便利是正常的，为啥他要"或"呢？因为如果小便没问题的话也可以有咳嗽。

我说：嗯。318条里有或咳也有或小便不利。

师父说：316条另外两个"或"，下利和呕吐，你想到啥？

我说：口腔和肛门等价。

师父说：是的。所以从316条里，这两种等价看得特别清楚。但是316条后面两个"或"有点问题，前文已经有了自下利，后面还说或下利，明显说不通。我猜应该是，或不下利而呕。

我说：有道理。

师父说：一般来说咳嗽会想到麻黄，小便不利会想到茯苓，但同时，麻黄也有利小便的作用，茯苓剂也有可以治咳嗽的。所以这样就更加坐实了咳嗽和小便不利等价。

我说：珠珠的咳嗽就是五苓散治愈的。

师父说：嗯，大家都知道小青龙汤可以治咳嗽，但少有人知道其还能治疗小便不利。我用小青龙汤治过一个小腹满的患者。

我说：师父你说说看。

师父说：有个患者，从前一天晚上四五点开始，下腹部绞痛，冒汗，怕冷，他已经痛过三次了，现在右侧痛，肝以下都痛。你看看用什么方？

我说：怕冷汗出是桂枝证，腹痛是芍药证，桂枝加芍药汤？

师父说：是的，我开的是桂枝加大黄汤，但后来没让他加入大黄，最后喝的就是桂枝加芍药汤。

我说：结果呢？

师父说：喝了一剂以后慢慢就不痛了呀。

我说：好快。

师父说：一周后，这个患者又来了，说上次腹痛后，有点尿不尽，尿痛，有点痰。我就问他小腹有啥感觉没，他说按小腹就想上厕所。大便正常，喝水不少。

我说：这次用了啥？难道是小青龙汤？

师父说：是的，因为他有小便不利小腹满，同时有痰，我就开了小青龙汤，因为喝水多加了石膏。

我说：这次结果呢？

师父说：这次也是喝了一剂，当天就好多了，第二天完全好了。

我说：哦，又是一个随证治之。

师父说：所以你看到条文里有小便不利的，也可以认为是咳嗽。看到咳嗽的也可以认为是小便不利。"天使"就用柴胡桂枝干姜汤治好过咳嗽的。

我说：嗯，记住了。

师父说：小青龙汤可以挖掘的地方挺多的，《金匮要略》中有个茯苓甘草五味子干姜细辛半夏汤，胡希恕讲到这里说，如果有表证解了以后，还有咳嗽，就可以用这个方，效果很好的。

我说：这个方子和小青龙汤挺像的啊。

师父说：是的，这个方和小青龙汤特别相似，都是治疗咳嗽的，而且有不少共同的药物。

我说：都有甘草、五味子、干姜、细辛、半夏。

师父说：是的，小青龙汤还有麻黄、桂枝、芍药，可以认为是用来解表的，40 条和 41 条都有发热的表证。

我说：哦，我知道了。

师父说：你知道啥了？

我说：甘草、五味子、干姜、细辛、半夏是用来治疗咳嗽的。

师父说：不完全准确，苓甘五味姜辛夏汤能治疗没有表证的咳嗽，它还有一个茯苓，茯苓是用来干啥的？

我说：嗯，不知道了。

师父说：当身体有发热头痛等表证时，说明身体想表解，这时候麻黄、桂枝、芍药可以帮助身体表解。

我说：哦，我知道了。

师父说：嗯，你说。

我说：茯苓可以帮助尿解。

师父说：方向对了，但是细节不对，茯苓不是尿解，而是下解。

我说：为什么呀？很多茯苓剂的条文都有小便不利啊。

师父说：恰恰是小便不利，说明不是尿解，如果身体想尿解肯定是小便多啊。

我说：为啥是小便多？

师父说：想表解的患者要么汗出，汗出不了就会身体痛，头痛也好项强也罢，都可以看作人体津液往上涌。如果人体是想尿解，津液肯定往小便走，所以尿肯定多，不会是小便不利。

我说：哦。那么用苓甘五味姜辛夏汤的时候，有没有小便多的症状呢？

师父说：没有，反而是便溏。

我说：便溏说明人体想从下解？

师父说：是的，而且这样还能解释小便不利。

我说：啥叫作小便不利？

师父说：就是小便少。正常情况水从小便走，当人体想下解的时候，水就从肠道走了，小便自然就少了啊。

我说：哦，当小便少的时候用茯苓剂有效，是因为下解成功了，小便恢复正常了。

师父说：正是如此。所以茯苓证除了有头晕、悸动外，便溏也是一种用茯苓的药证。

我说：哦。小青龙汤里有干姜，患者能不能咽干？

师父说：轻微的可以，严重的不行。小青龙汤是太阳少阳合病的方子。

我说：啥叫作太阳少阳合病？葛根汤是不是太阳阳明合病的方子？

师父说：这个说起来比较复杂啊，等下再说。虽然干姜在化生津液，但是麻黄、桂枝也在消耗津液。咽干严重时直接用甘草干姜汤就行。

我说：小青龙汤里还有个五味子，五味子的药证是什么？

师父说：《金匮要略》里，茯苓桂枝五味甘草汤条文有"面如醉状"，是脸颊红，这是五味子证。日本汉方家认为头上像戴个紧箍，也是五味子证。

我说：哦。

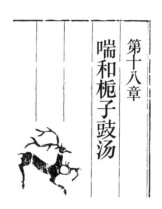

师父说：继续学麻黄类的药方，你看宋本63条，康平本里是一条准原文。

我说：63.发汗后，不可更行桂枝汤，汗出而喘，无大热者，可与麻黄杏仁甘草石膏汤。

师父说：你猜这条为啥不可更行桂枝汤？

我说：猜不出来。

师父说：首先，这里的桂枝汤，不是桂枝汤，要用也是桂枝加厚朴杏子汤，因为症状是汗出而喘。

我说：嗯，有道理。那么为啥不能用桂枝加厚朴杏子汤呢？

师父说：你还记不记得桂枝的禁忌证？

我说：咽痛不用桂枝。

师父说：是的，这里不能用桂枝汤的一个理由就是因为有咽痛。

我说：咽痛麻黄可以。

师父说：有一次群里有个人头痛咽痛，痰吐不出来，喘气，胸闷，他自己煮了麻杏石甘汤，喝了就好了。

我说：咽痛不能用桂枝，头痛要解表，只能麻黄上了。

师父说：咽痛同时有表证的，可以考虑越婢汤、麻黄细辛附子汤、麻黄附子甘草汤，但是这些方的喘不会太重，如果喘比较重，就是麻杏石甘汤了。

我说：哦，但是胸闷不是桂枝证吗？这里有咽痛，又不能用桂枝，他胸闷好了吗？

师父说：好了啊。患者有胸闷，胸闷首选桂枝，但是有咽痛，被排除了。胸闷次选柴胡，麻杏石甘汤里没有柴胡啊，你猜谁治愈的胸闷？

我说：谁？

师父说：看到这医案的时候我就在想这个问题，在此之前遇到一个用苓甘五味姜辛夏杏汤治疗肺癌的，结果患者胸闷好转。这里面同样没有桂枝和柴胡。

我说：都有杏仁，难道是杏仁？

师父说：是的，怀疑杏仁证有胸闷后，关注到不少医案验证了这点。《金匮要略》里有：胸痹，胸中气塞，短气，茯苓杏仁甘草汤主之。这个条文也能印证这点。

我说：哦，如果胸闷带着喘气，那就很可能是杏仁了。

师父说：除了麻黄和杏仁以外还有什么药证有喘？

我说：师父你说过黄芩可以喘。因为葛根黄芩黄连汤条文里有喘而汗出。

师父说：嗯。麻黄、杏仁、葛根、黄芩、黄连，都可以治喘。今天再讲一个，栀子豉汤也可以有喘。

我说：嗯。

师父说：你背一下 76、77、78 条，221、222、223 条，228 条。

我说：76. 发汗后，水药不得入口，若更发汗，必吐下不止。发汗吐下后，虚烦不得眠，若剧者，必反复颠倒，心中懊憹，栀子豉汤主之。若少气者，栀子甘草豉汤主之。若呕者，栀子生姜豉汤主之。

77. 发汗，若下之而烦热，胸中窒者，栀子豉汤主之。

78. 伤寒五六日，大下之后，身热不去，心中结痛者，未欲解也，栀子豉汤主之。

221、222、223. 阳明病，脉浮而紧，咽燥口苦，腹满而喘，发热汗出，不恶寒反恶热，身重。

若发汗则躁，心愦愦反谵语。

若加温针，必怵惕烦躁不得眠。

若下之则胃中空虚，客气动膈，心中懊憹，舌上苔者，栀子豉汤主之。

若渴欲饮水，口干舌燥者，白虎加人参汤主之。

若渴欲饮水，小便不利者，猪苓汤主之。

228. 阳明病下之，其外有热，手足温，心中懊憹，饥不能食，但头汗出者，栀子豉汤主之。

师父说：你发现栀子豉汤的重点在哪里没？

我说：心中懊憹。这是什么意思啊？

师父说：对。心中是个定位，在心下的上方，胸中的下方，可以对应食道。懊憹是一种感觉，有人说是生吃蒜瓣的感觉。

我说：哦。

师父说：还有一点，就是热。77 条有烦热，78 条身热不去，221 条不恶寒反恶热，228 条其外有热。

我说：如果有怕冷的就不能是栀子豉汤？

师父说：嗯，这个方我用得不多，既然仲景那么反复强调，应该是的。

我说：哦，师父你解释下 221、222、223 条呗。

师父说：嗯。这几条虽然写的是阳明病，但属于三阳合病。

我说：又是合病。

师父说：嗯，脉浮发热汗出是太阳病，咽燥口苦是少阳病，腹满不恶寒反恶热，是阳明病。身重，这个不好说。

我说：哦，三阳合病就是同时出现三阳病的症状？

师父说：嗯，是的。

我说：脉浮而紧，是不是麻黄汤的脉啊？

师父说：不是，麻黄汤的脉浮紧是津液充实，所以有身体疼痛。这里有咽燥口苦，说明处于津液不足的少阳状态，所以下面说了不能发汗，也不能加温针。

我说：那为啥会有脉紧呢？

师父说：可能是因为腹满。

我说：哦，是腹中充实。那么为什么又不能下呢？

师父说：不能下也许是因为有太阳病，也许是因为有少阳病。仲景最后给出了解法，合病这种情况用栀子豉汤、白虎加人参汤、猪苓汤是可以的，但要符合具体的方证。

我说：哦，师父你说栀子豉汤可以治喘，是因为这一条里有喘吗？

　　师父说：不完全是。郝万山讲过一个医案，困扰了很多人。患者是这样得病的，他"五一"的时候从北京的通州区一路走到天安门广场，又累又热满身大汗，又口渴，于是喝了好多凉水，然后就喘上了，每年都要从"五一"喘到"十一"。之前的医生用了无数种方法都治不好，最后宋孝志宋老用了栀子豉汤治好了。

　　我说：为啥会想到用栀子豉汤呢？

　　师父说：你看下宋本的 75 条，这条是康平本的追文。

　　我说：75. 未持脉时，病人手叉自冒心，师因教试令咳而不咳者，此必两耳聋无闻也，所以然者，以重发汗虚故如此。发汗后，饮水多，必喘；以水灌之，亦喘。

　　师父说：前面的忽略掉，就看发汗后，饮水多，必喘。那个患者喝很多凉水之前，就是走路走得满身大汗，可以认为是发汗后，所以喝了很多水后就喘了。

　　我说：那和栀子豉汤没有啥关系啊，虽然知道出汗后喝水多会喘，但是用什么方解还是不知道呀。

　　师父说：这是 75 条，从 76 条开始就是讲栀子豉汤了。

　　我说：哦，好吧，这也能联系上？

　　师父说：是有点牵强，你来看后一句，以水灌之，亦喘。这一句比较简单了。

　　我说：这句哪里简单了？也没有方子啊，而且我还不太理解这句的意思。

　　师父说：古人有用冷水浇灌发热的患者的做法，有点像现在看到发烧就用个冰袋物理降温。你背一下 141 条。

我说：141. 病在阳，应以汗解之，反以冷水潠之。若灌之，其热被劫不得去，弥更益烦，肉上粟起，意欲饮水，反少渴者，服文蛤散，若不差者，与五苓散。寒实结胸，无热证者，与三物小陷胸汤。

师父说：这条说的就是被冷水浇灌后的结果，皮肤表面被冷水一浇，毛孔封闭住了，本来可以汗出的地方，汗出不来，形成了一个个小的凸起，这时候要用文蛤汤来解。条文里的文蛤散，胡希恕说是错误的，应该是文蛤汤。文蛤汤是文蛤 5 两、麻黄 3 两、炙甘草 3 两、石膏 5 两、生姜 3 两、大枣 12 个、杏仁50 个。

我说：文蛤汤组成有点像大青龙汤。那么以水灌之亦喘，应该用文蛤汤来解咯？

师父说：用文蛤汤不是不行，但还有另外一个方更贴切，你猜猜看。

我想了想说：我知道了，汗出而喘，无大热者，可与麻杏石甘汤。

师父说：正是，75 条发汗后，以水灌之，亦喘。就是应该用麻杏石甘汤解。既然以水灌之会封闭皮肤毛孔导致喘，那么，喝冷水多，会不会封闭食管内的毛孔，导致喘呢？

我说：哦，有可能。

师父说：而栀子豉汤的定位就是在食管。麻黄是从皮肤内向外发汗，栀子豉汤可以认为是从体表向食管中间发汗。注意，我说的向食管内发汗就是一个比方，帮助你记住而已。

我说：哦。

师父说：群里有一个医案，一个小朋友最近经常流鼻血，起因是天热偷偷到学校的小卖部买冷饮吃，同时伴有的症状是脚踝有点痛。

我说：流鼻血，是什么证？

师父说：你背一下46条和55条。

我说：46.太阳病，脉浮紧，无汗，发热身疼痛。八九日不解，表证仍在，其人发烦目瞑，剧者必衄，所以然者，阳气重故也，麻黄汤主之。

55.伤寒脉浮紧，不发汗，因致衄者，麻黄汤主之。

师父说：衄就是流鼻血。46条明显是一个麻黄汤证，一直不去发汗，人体想自解，但毛孔被封闭住了，津液想出来，于是流鼻血了。

我说：什么叫作发烦目瞑？

师父说：就是发作的时候，非常烦，眼睛都闭起来了。55条也是这样，津液充足但出不了汗，导致了流鼻血。

我说：阳气重故也，又是什么意思？

师父说：这里的阳气，指的就是津液。阳气重就是津液充足。

我说：小朋友有身体痛和流鼻血，难道是麻黄汤？

师父说：如果小朋友因为热，洗冷水澡，或者跳到水里游泳，因此出现流鼻血，那么就是麻黄汤了，现在是吃冷饮，道理和喝冷水一样。

我说：哦，栀子豉汤。

师父说：是的，群里有个叫熟地的医生，开了栀子豉汤，喝了两剂，就不再流鼻血了。

我说：栀子豉汤和麻黄汤、麻杏石甘汤很对称啊，都可以治喘，都可以治流鼻血。

师父说：是的，麻黄剂往往伴随怕冷，栀子豉汤则不会。

我说：师父，我饿了。

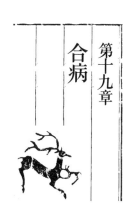

师父说：你中午想吃啥？

我说：随便呀，填饱肚子就行。

师父说：那就点一份必胜客的披萨吧。

我说：好呀，很久没吃披萨了，我喜欢吃芝心的。

师父点了一份薯角培根披萨和一些小食。我在师父的房间里东看西瞧，看到个投影仪放在床头柜上。

我说：师父，你买了个投影仪？搬家时候没见有啊。

师父说：是呀，用来看春晚的。我想房间这一面大白墙不要浪费了，用投影仪正好。我打开你看电影吧。

我说：不知道看啥电影啊。

师父打开音箱说：那就看电视剧，听说《赘婿》上映了，郭麒麟演的，你找找有没有。

我搜了下说：有的有的。

师父说:《赘婿》小说早有了，我听过几集，不太喜欢这个风格，不过郭麒麟我是蛮期待的。

我说：师父你喜欢什么风格的小说啊。金庸除外。

师父说：烽火戏诸侯的《雪中悍刀行》挺喜欢的，听说也拍了电视剧了，等着上映啊。还有骁骑校的小说也喜欢的。

我说：有没有中医类的小说拍成电视剧啊？

师父说：暂时没有好的吧。中医类小说很多都是不太懂中医的人写的，不仅夸大其词，而且漏洞百出。严肃一点的，也常常莫名其妙用"十八反"做文章。

我说：啥叫作"十八反"？

师父说："十八反"就是药物之间配伍有禁忌。比如乌头类的药包括附子，不能和半夏一起用。仲景有个附子粳米汤，就是附子和半夏同用的。

我说：哦。

师父说：很多中医电视剧用"十八反"做文章，其实根本不符合实际情况。

我说：师父你写过小说没？写一个中医类的呗。

师父说：有人在写了啊，我很期待的。

我说：谁？

师父说：六六你知道不？

我说：不知道呀。

师父说：就是《蜗居》和《心术》的那个编剧。

我说：哦。她在写中医剧本吗？

师父说：是的，听说她拜师刘力红在学中医，也在写中医相关的剧本。

我说：刘力红又是谁？

师父说：《思考中医》的作者，可惜他不是方证派的，喜欢用《内经》解释《伤寒论》。

我说：那六六的剧本也会倾向内经派吧。

这时候披萨外卖到了。

师父打开装披萨的盒子说：还好切成了六块，就怕切成八块太多，我们两个人吃不下。

我笑着说：我听过这个笑话的好不好。

吃饱喝足，笑过后继续听师父讲《伤寒论》。

师父说：来填一下刚才的坑，说说合病的问题。桂枝汤条文里有恶风恶寒出汗，如果遇到出汗不怕冷，甚至怕热，怎么办，能不能用桂枝汤？

我说：应该可以的吧。

师父说：是可以的，理由呢？

我说：不知道。

师父说：这就涉及《伤寒论》里的六经，这个比较绕脑子，你做好烧脑的准备。

我说：绕脑子我从来不怕。师父你一直在讲药证，但没怎么讲过六经。

师父说：是的。一来药证比较客观，六经比较主观。二来六经是建立在药证之上的，需要熟悉一定的条文后才能讲。三来，我感觉《伤寒论》里六经的提纲有点问题。

我说：哦，师父你慢慢讲。

师父说：六经是后人的说法，《伤寒论》里六经病指的是，太阳病、少阳病、阳明病、太阴病、少阴病和厥阴病。提出这六个病的概念有什么用处呢？

我笑着说：分成六个病比较好治吧，就像披萨切成六块可以少吃一点。

师父说：太阳病有麻黄汤、桂枝汤等，阳明病有白虎汤、承气汤等，少阳病有柴胡汤等。

我说：嗯。

师父说：如果有个人告诉你他得了太阳病，你怎么开方？

我说：怎么开？还得看具体的症状。

师父说：嗯。如果有患者告诉你他不断喝水，舌头干燥，大便困难，腹胀，胃口小。你开什么方？

我说：舌头干燥是知母证，胃口小是人参证，白虎加人参汤。

师父说：需要先判断他是阳明病然后再判断是白虎汤吗？

我说：不需要啊，直接根据症状就可以得出方子了。

师父说：既然方证可以直接对应，那么需要六经有啥用处呢？

我说：被师父你一说好像没有用处。

师父说：六经是有用的，而且大有用处。当人体生病出现非常多的症状，是用合方一起治疗呢，还是用一个单方就可以了呢？一个方覆盖不了所有的症状的。

我说：这个不知道啊，的确是个问题。

师父说：六经的提出就是为了解决这个问题的。比如有个人同时出现了太阳病的症状和阳明病的症状，该怎么治疗？

我说：应该不是太阳病的某个方和阳明病的某个方合方吧？

师父说：来看一下仲景是怎么做的，背一下32条。

我说：32. 太阳与阳明合病者，必自下利，葛根汤主之。

师父说：仲景就用了一个方，没有用合方。

我说：那么葛根汤算太阳的方，还是阳明的方，还是太阳阳明合病的方？

师父说：葛根汤能治太阳病，能治太阳阳明合病，似乎不能治阳明病，算太阳的方。只不过葛根有解渴的作用，葛根汤虽是太阳病方但里面有兼顾阳明症状的药。

我说：太阳和阳明合病用的是太阳的方。

师父说：你看一下宋本36条，康平本里是一条追文。

我说：36. 太阳与阳明合病，喘而胸满者，不可下，宜麻黄汤。

师父说：这条为啥用麻黄汤？

我说：喘是麻黄和杏仁证，胸闷是桂枝和杏仁证，用麻黄汤很合适。这条也说明太阳阳明合病用的是太阳的方。

师父说：更准确的说法是，太阳和阳明合病解太阳病就行了。

我说：哦，我知道了，太阳阳明合病解太阳。

师父说：是的。但是简单地认为太阳阳明合病解太阳，并不正确。

我说：还有什么规则吗？

师父说：背一下25条和26条。25条不用背"若行如疟"后面的文字。

我说：25.服桂枝汤，大汗出，脉洪大者，与桂枝汤如前法。

26.服桂枝汤，大汗出后，大烦渴不解，脉洪大者，白虎加人参汤主之。

师父说：25条这个人本来有桂枝汤证，用了桂枝汤后，出汗非常多，病没有解掉，脉洪大是阳明的脉，但他的表证还没去掉，所以是太阳阳明合病，用桂枝汤解。

我说：嗯。这条符合太阳阳明合病解太阳，桂枝汤是太阳的方子。

师父说：26条的患者和25条的非常类似，用了桂枝汤后出汗非常多，出现了脉洪大的阳明症状。同样的太阳阳明合病，但最终用了白虎加人参汤。

我说：26条有"大烦渴不解"的明确白虎加人参汤条文啊。

师父说：是的，但是这就违背了刚才说的太阳阳明合病解太阳的原则。用的也是一个单方，阳明的方，26条可以看作是太阳阳明合病解阳明。

我说：哦，25条太阳阳明合病解太阳，26条太阳阳明合病解阳明。仲景把它们放在一起是不是要揭示什么规律？

师父说：是的，相对于脉洪大来说，大烦渴不解是更加严重的阳明证。所以我们可以推测，仲景的意思是，太阳阳明合病，解比较严重的一经就行。

我说：太阳严重解太阳，阳明严重解阳明。

师父说：嗯，你背下172条。

我说：172.太阳与少阳合病，自下利者，与黄芩汤；若呕者，黄芩加半夏生姜汤主之。

师父说：黄芩汤是少阳的方，这一条说明太阳少阳合病解少阳。

我说：师父你说过"天使"治过一个大肠癌术后三年，每天会下利几次的老太太，得感冒后，有点咽干，胳膊抬不起来，用的就是黄芩加半夏生姜汤。

师父说：是的。还有一次，"天使"的小孩，14岁，咳嗽发烧，"天使"给了一次小青龙汤，汗出烧退了，但是不一会儿又起来了。给了第二次小青龙汤，汗出烧又退了，第二天又烧起来了。这时候症状是，脸色很白，不出汗，嗓子痛，嗓子痒，嗓子干，咳嗽，没有痰，你猜"天使"第三次用了什么方子？

我说：用了啥？不知道啊。

师父说：从嗓子干入手。

我说：咽干是甘草干姜汤证，难道用的是甘草干姜汤？

师父说：对了，用的就是甘草干姜汤。喝了以后，不一会儿浑身出汗，烧退了，第二天也没有再发烧。

我说：哦，咽干说明津液不足，甘草干姜汤补充了津液后，身体就可以自己发汗了。

师父说：对，就好像一个灶上烧水，前面两次小青龙汤加大了火，把锅里的水烧干了，用甘草干姜汤相当于往锅里加水，水一加入，浑身就出汗了。发烧是表证，这个也是太阳少阳合病治少阳。

我说：甘草干姜汤是少阳的方子？

师父说：是呀，你背一下263条。

我说：263.少阳之为病，口苦，咽干，目眩也。

师父说：甘草干姜汤治的是咽干，咽干是少阳证，所以甘草干姜汤是少阳的方。

我说：哦，原来如此。

师父说：上次讲29条时说，读懂了29条，就读懂了半部《伤寒论》。

我说：是呀，我明白了29条，怎么还没懂半部《伤寒论》呢？

师父说：因为你还不知道《伤寒论》里的阳是什么，一旦你知道了，就懂了。

我说：原来我还没遇到给我三颗痣的人……那么《伤寒论》里的阳是什么呢？

师父说：胡老认为，《伤寒论》里的阳就是津液。甘草干姜汤治的是津液少的人，津液等于阳，津液少就是阳少，也就是少阳。

我似乎一下子想明白了很多，说：少阳就是少津液！

师父说：《伤寒论》六经辨证，六经分成三阳和三阴，整个三阳都是围绕着阳的多少展开的，你一旦明白了阳就是津液，整个三阳病就有线索了。从这个角度讲，读懂了29条，就读懂了半部《伤寒论》。

我说：哦，那么太阳病是什么呢？难道是……津液充足的患者？

师父说：是的，因为津液充足，所以太阳病可以发汗，可以用麻黄汤、葛根汤、桂枝汤。

我说：那么阳明病呢？

师父说：另一种缺少津液的表现，会特别口渴，比如白虎加人参汤。

我说：哦，少阳是咽干，阳明是口渴。

师父说：对，合病中的少阳严重了就会咽干，阳明严重了就会口渴，这时候治疗少阳或者阳明就行了。

我说：刚才太阳少阳合病，治的都是少阳，有没有治疗太阳的？

师父说：有的，少阳不太严重时，比如便秘，是不用管的，直接治好了太阳，便秘也好了。

我说：哦，便秘也有属于少阳的。刚才师父你说小青龙汤是太阳少阳合病的方子，因为有甘草、干姜？

师父说：对。给你出一道简单的排列组合题，太阳、阳明、少阳，这三个排列组合一下，有多少种可能？

我说：还要排列啊？太阳阳明和阳明太阳不是一回事儿吗？

师父说：是一回事儿，不用排列，组合就行。

我说：不计较顺序，组合一下的话，有太阳阳明，太阳少阳，少阳阳明，还有太阳少阳阳明。

师父说：太阳阳明和太阳少阳都讲过了，我们来看三阳合病，背下219条。

我说：219. 三阳合病，腹满身重，难以转侧，口不仁，面垢，谵语，遗尿。发汗，谵语，下之则额上生汗，手足逆冷，若自汗出者，白虎汤主之。

师父说：这条是三阳合病解阳明。再来看早上讲过的221条，你还记得为啥是三阳合病吗？

我说：记得啊，脉浮、发热汗出是太阳病，咽燥口苦是少阳病，脉紧、腹满、不恶寒反恶热是阳明病。

师父说：仲景最终建议两个方，背一下222条和223条。

我说：222. 若渴欲饮水，口干舌燥者，白虎加人参汤主之。

223. 若渴欲饮水，小便不利者，猪苓汤主之。

师父说：这两条说明三阳合病，白虎加人参汤和猪苓汤都有机会。

我说：是不是栀子豉汤也有机会？

师父说：不是，栀子豉汤是误下以后使用的，已经不是三阳合病了。

我说：那甘草干姜汤呢？有咽燥口苦。

师父说：可以啊，白虎加人参汤和猪苓汤都有口渴，如果没有特别口渴，咽干就可以用甘草干姜汤了。

我说：哦，三阳合病，少阳重解少阳，阳明重解阳明。

师父说：嗯，换一种更加具体的说法，三阳合病，咽干严重治咽干，口渴严重治口渴。其实这句话也适合太阳阳明合病以及太阳少阳合病。

我想了想说：但是，这句话里没有包含太阳严重解太阳的意思啊，似乎不够完美。

师父说：如果少阳和阳明都不严重，说明津液还行，那么自然就是太阳了，所以不必去说。

我说：哦，还剩下最后一个，少阳阳明合病，应该也是如此吧。

师父说：是的，但我还找不到条文依据，你看下宋本256

条，康平本里是一条准原文。

我说：256.阳明少阳合病，必下利。其脉不负者，为顺也。负者，失也，互相克贼，名为负也。脉滑而数者，有宿食也，当下之，宜大承气汤。

师父说：这一条看不懂，不知道在说什么，你可以再看下康平本去掉注释的准原文。

我说：256.阳明少阳合病，必下利，脉滑而数者，有宿食也，当下之，宜大承气汤。

师父说：这条阳明少阳合病用的是大承气汤，也没有口渴，也不用白虎汤，所以我也解释不了。

我说：出现了一条漏网之鱼。

师父说：暂时不必管，你心里知道就行。总结下来的合病治则就是，咽干严重治咽干，口渴严重治口渴。

我说：哦，合病就这样简单地搞定了？

师父说：是的，但是这还没完，因为除了有合病，还有并病。

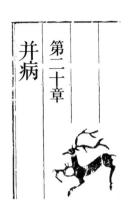

第二十章

并病

我说：啥叫作合病，啥叫作并病，这两种有啥区别？

师父说：合病和津液相关，用一个方就可以解决所有问题。并病和位置相关，可能需要多个方子解决问题。

我说：位置具体指的是什么？

师父说：你背下99条。

我说：99.伤寒四五日，身热恶风，颈项强，胁下满，手足温而渴者，小柴胡汤主之。

师父说：柴胡证在什么位置？

我说：柴胡证有胁下按痛，也可以胸闷，位置是在胁下？

师父说：嗯，我就用《伤寒论》96条的说法，叫作胸胁，包括了胁下和胸。

我说：嗯。

师父说：99条颈项强属于表证，胁下满属于胸胁，这样就出现了两个位置，表和胸胁。

我说：表除了颈项，还有哪里？

师父说：头，四肢，背部，都是属于表。我的表里概念和胡老的颇有不同，这个等会儿还会说。

我说：哦，表证是太阳病，胸胁证是少阳病。

师父说：对的，99条是太阳少阳并病，解的是胸胁。

我说：99条有口渴，不是阳明病吗？

师父说：口渴虽然是阳明病，但它是津液问题，属于合病范畴。若把99条理解为三阳并病，有点勉强，小柴胡汤条文后面也有或渴的说法，所以二阳并病更好。

我说：胸胁和表，解的是胸胁，也只用了小柴胡汤一个方子，没有用多个啊。

师父说：用多个方的也有，你背下231、232条。

我说：231、232.阳明病中风，脉弦浮大而短气，腹都满，胁下及心痛，久按之气不通，鼻干不得汗，嗜卧，一身及面目悉黄，小便难，有潮热，时时哕，耳前后肿，刺之小差，外不解。病过十日，脉续浮者，与小柴胡汤。脉但浮，无余症者，与麻黄汤。

师父说：这个条文比较难读懂，虽然写着阳明病，但是，从脉上看，脉弦是少阳，脉浮是太阳，脉大是阳明，所以三阳都有。从症状上看，腹满属于里算阳明，胁下是柴胡证算少阳，这里的心痛加上后面的久按，可以认为有"其人手叉自冒心"的桂枝甘草汤证，包括前面的短气也可以是桂枝证。鼻干嗜卧是柴胡证，身体和面目都是黄色加上小便难，表明有黄疸，是表证。时时哕就是经常呃逆，是少阳。潮热是芒硝证算阳明，耳前后肿是柴胡证算少阳。

我说：这里出来一个里的位置，属于阳明。

师父说：是的，腹部属于里。

我说：但是，刚才219条、221条，都有腹满，为啥是合病呢？

师父说：好吧，刚才没有潮热，石膏也能解腹满。有潮热的腹满，很可能就是承气汤证。

我说：哦，关键还在有潮热啊，啥叫作潮热？

师父说：潮热，是身上有一阵阵的热，或者汗出，这个是仲景判断阳明病的依据之一。

我说：哦，胸胁、表、里都有，所以是三阳并病？

师父说：嗯，后面的方用了小柴胡汤和麻黄汤，并不是说两个方里挑选一个，而是先用了小柴胡汤，然后用麻黄汤。

我说：先用了小柴胡汤解了什么啊？

师父说：小柴胡汤自然解了小柴胡汤证呀，胁下痛，鼻干，嗜卧，时时哕，耳前后肿。

我说：然后用麻黄汤解了表？

师父说：嗯，一般解表的宜桂枝汤，这里为啥要用麻黄汤？

我说：为啥？

师父说：记不记得娄绍昆用麻黄细辛附子汤去黄疸的？

我说：麻黄可以去黄，所以麻黄汤用的时候，他还有身黄。

师父说：是的，小柴胡汤也可以去黄，但是如果柴胡证消失了，黄疸还没退，就要用麻黄汤了。

我说：哦，我知道了，无余症者，指的是没有柴胡证了，就可以解表了。但里证没有方解啊。

师父说：嗯。这个三阳并病就是先用小柴胡汤解了胸胁，然后用麻黄汤解了表，里应该自己好了。

我说：所以，胸胁表里三个位置都病时，治疗顺序就是先胸胁后表。

师父说：嗯。背一下 104 条。

我说：104. 伤寒十三日不解，胸胁满而呕，日晡所发潮热，已而微利，先宜服小柴胡汤以解外，后以柴胡加芒硝汤主之。

师父说：104 条，胸胁满是柴胡证，呕是半夏、生姜证，属于少阳。日晡所发潮热是芒硝证，属于阳明。少阳阳明并病，所以先用小柴胡汤解外，然后柴胡加芒硝汤下之。

我说：啥叫作日晡所？

师父说：日晡，是申时，下午三点到五点。所，是大约。日晡所就是大约在下午三到五点。

我说：哦。胸胁和里，先解的是胸胁，后解的是里。看来胸胁优先于表，胸胁也优先于里，表和里之间，应该是表优先于里吧？

师父说：嗯，背一下 44 条。

我说：44. 太阳病，外证未解，不可下，欲解外者，宜桂枝汤。

师父说：这条有先表后里的意思，再背一下 48 条以及 220 条。48 条背到"小发汗"即可。

我说：48. 二阳并病，太阳初得病时，发其汗，汗先出不彻，因转属阳明，续自微汗出，不恶寒，如此可以小发汗。

220. 二阳并病，太阳证罢，但发潮热，手足漐漐汗出，大便难而谵语者，下之则愈，宜大承气汤。

师父说：看得出这两条的二阳并病，都是太阳阳明并病吗？

我说：嗯。看得出，48 条的太阳病和阳明病都在。220 条的太阳病已经好了，虽然没说阳明病，但是有潮热，最后用了大承气汤，所以是阳明病。

师父说：不仅是潮热，手足漐漐汗出，大便难，谵语，都是大承气汤证。

我说：嗯。

师父说：48 条，太阳阳明并病，先治太阳病。220 条，注意太阳证罢，没说是自己好的，可以认为是解表的方治好的，然后再用大承气汤。

我说：哦，有道理。所以这两条说明了表里顺序是先表后里。

师父说：到现在为止，我们推出的并病治疗顺序就是，胸胁，表，里。对应着，少阳，太阳，阳明。

我说：这个与合病的治则完全不同啊，是固定下来的顺序。是不是并病就这样搞定了？

师父说：还没有。还有一个位置。

我说：哪里？

师父说：心下。

我说：三阳病都有位置了啊，心下属于三阳病中的哪个？

师父说：你看一下宋本的 142 条和 171 条，在康平本里都是追文。

我说：142. 太阳与少阳并病，头项强痛，或眩冒，时如结胸，心下痞硬者，当刺大椎第一间、肺俞、肝俞，慎不可发汗；发汗则谵语；脉弦，五日谵语不止，当刺期门。

171. 太阳少阳并病，心下硬，颈项强而眩者，当刺大椎、肺俞、肝俞。慎勿下之。

师父说：这两条都是太阳与少阳并病，142 条的头项强痛是太阳病，所以心下痞硬就是少阳病。171 条看得更清楚，心下硬是少阳病，颈项强是太阳病。

我说：哦，心下和胸胁一样，都属于少阳。那么是不是心下的优先级也高于表里呢？

师父说：背一下 28 条。

我说：28. 服桂枝汤，或下之，仍头项强痛，翕翕发热，无汗，心下满微痛，小便不利者，桂枝去桂加茯苓白术汤主之。

师父说：这条有头项强痛和发热的表证，本来应该桂枝汤就可以解表的，但是心下满微痛，所以用桂枝汤表解无效，得用桂枝去桂加茯苓白术汤。

我说：哦，有表证同时心下有问题则表解无效，说明心下优先级高于表。但是桂枝去桂加茯苓白术汤，是治疗心下的方吗？

师父说：是的，这里的心下满就是白术证，白术证的位置就在心下，记不记得白术心下痞。

我说：哦，有道理，那么黄连证的位置也在心下？

师父说：是的，黄连证的位置也在心下，否则叫什么泻心汤？泻心汤，泻的就是心下。

我说：现在已经知道了心下的优先级高于表，而表的优先级又高于里，能不能直接就说心下的优先级高于里呢？

师父说：严格来说是不行的，万一偏偏是里的优先级高于心下，形成了一个循环，类似剪刀石头布，所以最好也找出心下优先级高于里的证据。

我说：哦，在哪里？

师父说：这个条文你学过的，就是黄连汤。黄连汤是可以有腹痛的，腹痛就是里证，但黄连解的是心下，有里证的同时有心下证，解的是心下，所以心下优先级高丁里。

我说：哦，心下优先级高于表，也高于里。那么和同样是少阳的胸胁比呢？

师父说：你背下149条。

我说：149.伤寒五六日，呕而发热者，柴胡汤证具，而以他药下之，柴胡证仍在者，复与柴胡汤，必蒸蒸而振，却发热汗出而解。若心下满而硬痛者，大陷胸汤主之；但满而不痛者，柴胡不中与之，宜半夏泻心汤。

师父说：刚才学过的231、232条中有"与小柴胡汤，脉但浮，无余症者……"，注意其中的"与……但……"。你对比下149条，有什么发现？

我说：149条是"复与柴胡汤……但满而不痛者……"，也有"与……但……"的结构。这个能说明啥？

师父说：231、232条是先用小柴胡汤，然后用麻黄汤的三阳并病。149条你先跳过大陷胸汤，发现了啥？

我说：哦，如果不去看大陷胸汤，这条是先用柴胡汤，然后用半夏泻心汤的胸胁和心下的并病。居然有少阳和少阳并病。

师父说：没啥奇怪的，还有太阳和太阳并病呢。

我说：哪里有？

师父说：三个小发汗的方子呀，桂枝麻黄各半汤，桂枝二麻黄一汤，桂枝二越婢一汤。

我说：这三个都是合方，太阳和太阳并病可以用合方，怎么少阳和少阳并病没有用合方？

师父说：虽然都是少阳，这是胸胁和心下两个位置了，就算是一个位置，都在心下，比如理中汤和半夏泻心汤，也不能合方。有人说柴胡桂枝汤是小柴胡汤和桂枝汤的合方，并且说胸胁和表可以合方，但是小柴胡汤和麻黄汤又不能合方，所以我也不知道怎么去合方。

我说：合方真复杂。

师父说：我们还是继续说149条。

我说：为啥这条这里写的是柴胡汤，而不是小柴胡汤呢？

师父说：这个问题问得挺好的，不过要等会儿再说。

我说："必蒸蒸而振，却发热汗出而解"，这句话啥意思啊？

师父说：这里的蒸蒸是兴盛的意思，振就是打寒战，蒸蒸而振就是打寒战得厉害。却是然后的意思。

我说：先打寒战得厉害，然后发热汗出病好了。

师父说：是的，蒸蒸而振是一种瞑眩反应。这里大概能看出，柴胡汤的作用是让汗解得以开始。

我说：哦，根据149条，先用柴胡汤，后用半夏泻心汤，可以知道，胸胁的优先级高于心下。那么并病治疗优先级就是，胸胁，心下，表，里。

师父说：嗯，并病的治则就是这个了。149条刚才略过了大陷胸汤，下面讲一下结胸的问题。

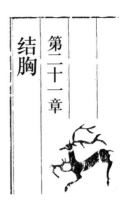

我说：结胸是什么意思啊？

师父说：你背一下 138 条。

我说：138.少结胸者，正在心下，按之则痛，脉浮滑者，小陷胸汤主之。

师父说："天使"治疗一个胸痛患者，患者除了胸痛，没有其他症状。"天使"没找出药证，最后做了一下腹诊。当按了一下患者的胃，就是心下，按下后患者会痛。于是"天使"恍然大悟，原来是小陷胸汤啊。给患者开了药后，很快就好了。

我说：难道结胸是胸痛的意思？

师父说：你看小陷胸汤的组成是啥。

我说：瓜蒌实、半夏和黄连。

师父说：对了，就是瓜蒌实，注意瓜蒌实是全瓜蒌不是瓜蒌根。《金匮要略》里有治胸痹的方子，胸背痛，用的是瓜蒌薤白白酒汤，也用了瓜蒌实。

我说：那么瓜蒌实治的就是胸痛了。

师父说：嗯，剩下的两味药，黄连和半夏证就是心下按痛，所以如果半夏泻心汤出现了心下按痛，也不必太奇怪。

我说：那么结胸是不是胸痛呢？

师父说：背一下134、135、137条。

我说：134.太阳病，脉浮而动数，头痛发热，微盗汗出，而反恶寒者，表未解也。医反下之，动数变迟，膈内拒痛，短气躁烦，心中懊憹，阳气内陷，心下因硬，则为结胸，大陷胸汤主之。若不大结胸，但头汗出，余处无汗，剂颈而还，小便不利，身必发黄也，宜大陷胸丸。

135.伤寒六七日，结胸热实，脉沉而紧，心下痛，按之石硬者，大陷胸汤主之。

137.太阳病，重发汗而复下之，不大便五六日，舌上燥而渴，日晡所小有潮热，发心胸大烦，从心下至少腹，硬满而痛，不可近者，大陷胸汤主之。

师父说：134条，医生误用下法之前的症状，脉浮、头痛、发热、汗出、恶寒，应该用什么方？

我说：桂枝汤。

师父说：嗯，桂枝汤证反而用了下法，结果出现了胸膈内非常痛，拒按，心下位置按上去是硬的，这个就是大结胸了。要用大陷胸汤治疗。

我说：大结胸也有胸痛，看来结胸真的就是胸痛啊。

师父说：不完全是，除了胸痛，大小陷胸汤还都有心下位置不舒服。小陷胸汤是心下按痛，大陷胸汤有哪些症状？

我说：135条有心下痛，按之硬。137条是从心下到少腹，都痛，都按着硬，而且拒按。

师父说：是的，说明大结胸心下痛、按着硬、拒按是必然的，硬痛的范围可以牵连到腹部和小腹部。刚才我们推导出心下的位置优先于里，这里也算一个证明。同时出现心下痛和腹痛还有小腹痛，优先解的是心下。遇到人陷胸汤证如果用大承气汤是会出人命的。

我说：小腹部也属于里？

师父说：嗯，对的。

我说：哦，那么结胸就是胸痛和心下痛，感觉怪怪的啊。

师父说：是的，137条有一句发心胸大烦，心胸指的就是心下和胸胁，所以我认为结胸就是邪结于心胸。这种结，会痛。

我说：哦，师父你提出来一个心胸的概念。心胸分成两个位置，胸胁和心下。结胸就是心胸结了。

师父说：对，胸胁是心胸偏表的位置，心下是心胸偏里的位置。

我说：134条后面说了"若不大结胸"，为啥还用了大陷胸丸呢？

师父说：不大结胸的意思是病情没有那么急迫，痛得没那么厉害，但是还是属于结胸，所以用大陷胸丸。

我说：哦。大陷胸丸证，很像栀子豉汤或者茵陈蒿汤证啊，心中懊恼，但头汗出，小便不利，身必发黄。

师父说：栀子证的位置是在心胸的，它们和结胸的区别是，栀子豉汤和茵陈蒿汤都没有心下硬。

我说：嗯。

师父说：结胸的时候，是可以有表证的。你看一下宋本的131条，康平本里是一条准原文。前面部分可以忽略，从"结胸者"开始。

我说：131.……结胸者，项亦强，如柔痉状，下之则和，宜大陷胸丸。

师父说：结胸者，项亦强，这两句点明了是太阳少阳并病，这时候用大陷胸丸。

我说：如柔痉状，是什么意思？

师父说：痉病在《金匮要略》里，有抽搐、角弓反张等症状。其中刚痉推荐用葛根汤解，柔痉推荐用瓜蒌桂枝汤解。单纯的痉病，属于表证。这里是说，结胸的患者也会出现柔痉的症状。

我说：哦，这条也能说明心下得优先于表去解。

师父说：嗯。除了小结胸，大结胸，还有一个微结胸。

我说：在哪里？没有看到微陷胸汤啊。

师父说：你背一下147条。

我说：147.伤寒五六日，已发汗而复下之，胸胁满，微结，小便不利，渴而不呕，但头汗出，往来寒热，心烦者，柴胡桂枝干姜汤主之。

师父说：看出来了没？

我说：嗯，胸胁满微结原来就是微结胸的意思啊。那么会有轻微的胸痛或者心下痛？

师父说：是的，不过我更倾向于胸痛。我治过一个患者，一开始她告诉我右侧肋骨痛，就是乳房下侧，我图方便就给她开了小柴胡汤。

我说：胸胁苦满，柴胡证。然后呢？

师父说：她一天喝了六包小柴胡颗粒，第二天起来，肋骨还是痛，而且，锁骨下方也痛了，本来锁骨只是隐隐痛，她就没告诉我，喝了小柴胡颗粒后，现在痛得厉害了。

我说：哦，师父你辨证不仔细啊。

师父说：是啊，于是我连忙仔细辨证。发现她肋骨痛，胸口乳房上面锁骨下面痛，喝水挺多的，有尿频，胃口一般，手比较热，脚比较冷，大便溏，我就用了柴胡桂枝干姜汤。

我说：肋骨和锁骨下面痛，就是结胸。

师父说：她喝了三天柴胡桂枝干姜汤，基本不痛了，又喝了三天的药，彻底不痛了。从此遇到胸痛我就会考虑用柴胡桂枝干姜汤，效果不错。既然柴胡桂枝干姜汤可以治疗胸痛，那么微结是结胸就坐实了。

我说：那微结是什么药的药证呢？

师父说：可能是桂枝证，也可能是桂枝和牡蛎的共同作用。

我说：哦。

师父说：胡希恕遇到患者如果有咽干便秘的就用柴胡桂枝干姜汤，你想想为啥？

我说：因为有甘草、干姜。

师父说：是的，另外瓜蒌根也会起一些作用的。

我说：哦。大陷胸汤提到"但头汗出"，柴胡桂枝干姜汤条文也有，栀子豉汤也有，茵陈蒿汤也有。一下子出来那么多"但头汗出"。

师父说：栀子豉汤和茵陈蒿汤都有栀子，栀子证位置在心胸。大陷胸汤和柴胡桂枝干姜汤证位置也在心胸，所以这个"但头汗出"和心胸关联比较大。

我说：哦，能不能把"但头汗出"看作栀子证？

师父说：勉强可以。看到过一个医案，小孩子八个月，满身红点痒，舌苔白腻，脑袋出汗，身体干干，栀子干姜汤，二剂而愈。

我说：哦，脑袋出汗，就想到栀子了。为什么用栀子干姜汤，直接栀子豉汤行不行？ 221 条不是有"舌上胎者"吗？

师父说：嗯，应该可以。你注意到 147 条的小便不利没有？

我说：嗯，注意到了，不知道是什么药证。

师父说：大陷胸丸也有小便不利，茵陈蒿汤也有，栀子豉汤没有。

我说：哦，所以看到头出汗的，如果小便正常，可以考虑栀子豉汤。

师父说：对。

我说：147 条还剩下渴而不呕、往来寒热、心烦。

师父说：147 条和 96 条对比看。也就是柴胡桂枝干姜汤和小柴胡汤做一个比较。小柴胡汤有不欲饮和喜呕的半夏证，柴胡桂枝干姜汤强调了渴而不呕，表达出有瓜蒌根证同时去掉了半夏的意思。往来寒热自然就是柴胡证，心烦是黄芩证的可能性比较大。

我说：哦，所以师父你说半夏和瓜蒌根是矛盾的。

师父说：是的，仲景用到瓜蒌根往往不用半夏。

我说：和小柴胡汤比较，柴胡桂枝干姜汤除了没有半夏，还没有人参和大枣。

师父说：嗯，没有人参和半夏，所以就没有"默默不欲饮食"这句，也就意味着柴胡桂枝干姜汤证患者胃口不应该太差。

我说：人参证是胃口差，去掉人参表明胃口还行。

师父说：嗯。有种病，男生不大有，女生更常见。

我说：月经不调？

师父说：乳房结节，或者乳腺癌。

我说：难道这个也算结胸？

师父说：按结胸治有机会。我曾经看到一个医案。一个39岁的患者乳房胀满，经期前加重，伴有胸胁苦满，口苦咽干，左右乳房上都有核桃大枣大小的硬块，还有一些小硬块，最后医生开了柴胡桂枝干姜汤原方，二十剂完全治愈。

我说：哦，柴胡桂枝干姜汤的微结胸果然更偏向于胸部。

师父说：你背一下136条。

我说：136. 伤寒十余日，热结在里，复往来寒热者，与大柴胡汤；但结胸无大热，但头微汗出者，大陷胸汤主之。

师父说：136条是很多伤寒名家都错解的条文，你要不要来挑战一下？

我说：都解错了？我来试试看。这条是并病，先用大柴胡汤，然后用大陷胸汤。

师父说：聪明，你抓住关键了。

我说：与大柴胡汤，但结胸无大热。有"与……但……"的结构，所以是并病。很容易看出来啊。

师父说：很多注家都认为这条是仲景用来区别大柴胡汤和大陷胸汤的，鉴别点是有没有往来寒热。言下之意就是大柴胡汤也能解结胸，其实不然。

我说：哦。"热结在里"是什么意思？

师父说：热结在里的里，是心胸偏里，而不是表里的里。这条意思是有结胸在心下，同时有往来寒热的柴胡证，得先用大柴胡汤解往来寒热，解完后，才能用大陷胸汤解结胸。

我说：嗯，又一次印证了胸胁优先于心下。

师父说：你思考一下，这里为啥不用小柴胡汤要用大柴胡汤呢？

我说：难道是因为有芍药？

师父说：嗯，这里有大陷胸汤证和柴胡证，需要优先解胸胁，发汗解往来寒热，但是心下出现问题，没那么容易发汗。

我说：然后呢？

师父说：一次遇到一个医案，患者下午发烧腹痛，医生一开始以为是桂枝加芍药汤，最后发现其实是大陷胸汤，但是，用桂枝加芍药汤的时候，腹痛会减轻几个小时。

我说：哦，虽然不对，但芍药起了作用。

师父说：嗯，对的。大柴胡汤里的芍药是解不了大陷胸汤证的，但因为有了芍药，心下问题得到缓解，趁着缓解的时候，柴胡就可以发挥作用，解决往来寒热。

我说：哦，等到胸胁证解后，再用大陷胸汤解心下。

师父说：嗯，这条可以看出芍药的一个作用，可以屏蔽心下的负面影响，即使心下不是芍药证。

我说：有道理，我明白了。

师父说：你背下 146 条。明白了 136 条，146 条就简单了。

我说：146. 伤寒六七日，发热，微恶寒，支节烦疼，微呕，心上支结，外证未去者，柴胡桂枝汤主之。

师父说："心上支结"这里有问题，宋本的是"心下支结"。我更赞同心下支结，因为没有发现其他的地方有"心上"这个词。

我说：心下支结就是结胸？

师父说：对的，可以认为是胃痛，胃不舒服。这个理解了，就知道为啥会说，"外证未去者"了。有外证，自然也就有里证。

我说：哦，里证是心下支结，心胸偏里的结胸。

师父说：对，136 条提到了热结在里，就没提大柴胡汤解外。这条提到了柴胡桂枝汤解外，就没提里。

我说：哦，所以 136 条热结在里的里，不是表里的里，而是里外的里。

师父说：对，就是这个道理。柴胡桂枝汤的芍药屏蔽了心下支结的负面影响，桂枝解了支节烦疼。

我说：如果没有支节烦疼，是不是就应该用大柴胡汤了？

师父说：嗯。柴胡桂枝汤解了外证以后，心下支结如果还没解掉，就用结胸方子去解。

我说：嗯。

师父说：149 条用柴胡汤而不用小柴胡汤，现在你理解了吗？

我说：理解了，因为有可能用大柴胡汤或者柴胡桂枝汤。

师父说：对。

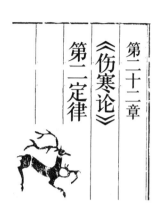

师父说：刚才先后讲了合病以及并病，顺便讲了结胸。现在可以讲六经模型了。

我说：该来的终于要来了啊。

师父说:《伤寒论》里并没有详细说六经是什么，它们之间有什么关联，每个经方家对条文理解不同，所以对六经的看法也大相径庭。

我说：一千个读者就有一千个哈姆雷特。

师父说：嗯，具体有哪些，我也记不住，也没必要全部记住，转发一篇文章，你自己看吧。

我一边看一边说：果然有很多，一千个中医就有一千个六经模型啊。经络说、脏腑说、气化说、六部说、六界说、六病说、形层说、阶段说、环节说、病理层次说、证候抽象说、症群说……都可以报菜名了。

师父说：但凡对《伤寒论》有点见解的人，总会有自己的假说。我也不能免俗。

我说：师父你也建立了自己的六经模型？

师父说：对，今天给你讲的就是我自己的六经模型呀。

我说：师父你推崇胡希恕，为啥不直接用胡老的六经模型呢？

师父说：因为觉得不够完善啊。

我说：不完善在哪里？

师父说：你有没有听说过一句话，复杂问题先解耦。

我说：没有呀，这句话什么意思？

师父说：就是要解决一个很复杂的问题之前，先要把不相干的撇清。

我说：哦，有点抽象。

师父说：那就具体一点，你觉得把书法融入武功之中，是有益还是有害？

我说：嗯……

师父说：武功是武功，书法是书法，书法融入武功，好玩是好玩，但不可以当真。

我说：师父你想要说什么？

师父说：医学是医学，文化是文化。《伤寒论》是《伤寒论》，《内经》是《内经》。之所以我推崇胡老的思想，就是因为胡老站在他的高度上，解耦了《伤寒论》和《内经》，一下子把《伤寒论》简化了很多。

我笑着插话说：师父你确定不是因为找到了可以偷懒不去研究《内经》的理由？

师父说：认可胡老的思想，并不是要全部接受胡老的东西呀，比如胡老的六经模型，我觉得还没有彻底解耦。

我说：师父你是觉得胡老撇清得还不彻底？

师父说：对。胡老认为六经来自八纲，阴阳、表里、虚实、寒热。我是觉得，八纲也得撇清。

我说：哦。胡老的六经模型具体是啥？

师父说：虽然说的是八纲，但胡老的六经主要来自表里和阴阳。胡老把人体分为表、里、半表半里三个部分。表指体表，是由皮肤、肌肉、筋骨所组成的外在躯壳。里指人体的里面，是由食道、胃、小肠、大肠等所组成的消化道。半表半里，是指表之内，里之外，即胸腹两大腔间，是心、肝、脾、肺、肾各种脏器及其所在之地。

我说：这样划分就把人体所有的部分都归入表、里、半表半里之中了。

师父说：对。在表位置发生的症状就是表证，里位置发生的症状就是里证。同样，还有半表半里证。

我说：那么阴阳呢？

师父说：阴阳就讲得比较笼统了，你可以看一下胡老自己怎么说的。我转篇文章给你。

我看着文章读道："另外呢就是阴阳，咱们说阴证阳证，不是现在辨证说的阴虚阳虚，注家都搞到那里去了，它这个阴阳是指的性，阴性，阳性，就是一个太过与不及两方面。人有了病了，生理机能要改变，尤其代谢机能首先改变，一方面比健康人太过，另一方面是比健康人不及，现在连证候和脉全是这样，就是太过与不及，太过是兴奋的，亢奋等症状，此为阳性证，反之沉衰的，抑制的，这类的证候叫阴性证，故有了疾病，就会发生这样两类的变化，所以病千变万化不外乎阴阳二大类，但阴阳中还要辨寒热虚实，寒和虚都是不及，都属于阴证之类，热与实都为太过，也都属于阳证之类。"

师父说：表、里、半表半里三个部分各自分别组合阴、阳，这样就有了六个。胡老认为太阳病是表阳证，阳明病是里阳证，少阳病是半表半里阳证；少阴病是表阴证，太阴病是里阴证，厥阴病是半表半里阴证。

我说：嗯，胡老的六经模型不错呀，覆盖了方方面面，哪里不完善呢？

师父说：我觉得胡老六经模型中的阴阳和他讲的条文里的阴阳不一样，另外半表半里的概念也脱离了条文。

我若有所悟地说：哦，那师父你的六经模型是啥呢？

师父说：你说一下刚才合病并病的结论。

我说：合病治疗优先级，咽干严重治咽干，口渴严重治口渴。并病治疗优先级，胸胁，心下，表，里。

师父说：嗯。现在你把它们组合起来，就是我的六经模型了。

我说：啊，这样就可以了？

师父说：嗯，这样就可以了。但我的六经模型只有三阳病，没有三阴病。

我说：师父你的六经模型千呼万唤始出来后，怎么还犹抱琵琶半遮面呢？

师父说：因为只有三阳病篇中出现了合病以及并病的条文，三阴病篇中没有，所以六经模型只能建立到三阳病了。

我说：还是没能转过来，六经模型不应该是讲明白太阳病是啥，少阴病是啥这种的吗？

师父说：没错。

我说：就算不包括三阴病，合病并病治则里也没讲啥是太阳病、少阳病和阳明病啊。

师父说：真的没讲吗？你再想想。

我说：哦，好像讲过的。合病的太阳病定义是津液充足，少阳病是津液不足导致咽干，阳明病是津液不足导致口渴。并病的太阳病是表，阳明病是里，少阳病是心胸。这样的话，每个阳病就包含了两个概念，一个和津液相关，另一个和位置相关。

师父说：对。合病和津液相关，并病和位置相关。太阳病，津液充足，位置在表。阳明病，口渴，位置在里。少阳病，咽干，位置在心胸。所以我的六经模型早就讲明白了啊。

我说：原来讲合病并病就是在讲六经模型啊，师父你建立的这个六经模型完全是从《伤寒论》的条文中推导出来的啊。

师父说：对的。我的六经模型两个核心，第一个是津液。胡老一直在说条文中的阳就是津液，亡阳就是亡津液。但胡老的六经模型阴阳却是另外的概念，所以我的六经模型比胡老的六经模型更贴近胡老思想。

我说：师父你是在说，你比胡老更胡老吗？

师父说：胡老走出了坚实的一大步，为我们后辈指明了方向，我们得顺着这条路继续走下去啊。我把这条路称为纯粹方证之路。

我说：哦，走一条纯粹的方证之路。

师父说：第二个核心是位置。注意我这里的位置，表、里、心胸三个部分和胡老的表、里、半表半里是不一样的。

我说：除了半表半里换成心胸，还有什么区别？

师父说：你仔细对比下。我的表是头项、四肢、背部；里就是腹部和小腹部；心胸就是胸部、胁下、心下。

我想了想说：的确有点不一样，但也有重合的地方呀。

师父说：不一样，区别大了，千万不要忽视了。你仔细听着，胡老的模型是三维立体的，囊括了人体里里外外所有的组织。

我说：嗯，师父你的呢？

师父说：我的不是三维立体的，就是简单的二维的，覆盖了人体所有的外表面。

我说：似乎有点明白，但还不是太明白。

师父想了想说：胡老的模型，里和半表半里是触摸不到的，你是无法摸到患者的胃、肠道或者胸腔腹腔，除非开刀。而我的模型任何位置，无论是腹部、小腹，还是胸、胁下、心下，都可以直接触碰到。

我突然领悟，说：哦，所以心下是胃的位置，但不是胃。师父你的里也不代表消化系统，就是腹部和小腹部。胸在前面属于胸胁，背部在后面属于表，都是人体体表可以触摸到的地方。

师父说：是的。

我说：难道张仲景治病用的就是一个人体体表的二维定位

系统？

师父说：模型推导出来后是二维的，那就是二维的了。

我说：那么胡老用的三维立体人体模型遇到仲景的二维定位系统，岂不是会匹配不上？

师父说：对啊，所以胡老才无法直接判断半表半里证，需要用排除法。刚才那篇文章你看下面这段。

我按师父指点看着文章读道："这个半表半里病，不像表里单纯。表证，无论是太阳病少阴病，都好辨，里证也是一样的。最主要的就是半表半里，如口苦咽干目眩，白虎汤也口苦咽干，也有目眩，他里头有热，顺着孔窍往上来，就会出现这种情况。所以这个提纲不够，厥阴篇更成问题了，是不是古人对此一点也不认识，没法认识，半表半里的部位呀，牵连到一切脏腑，你看小柴胡汤就看出来了，或这或那，不好简单地概括，所以少阳篇与厥阴病的提纲都不够全面，只能做个参考，怎么办呢？这成问题了，有办法，这个书上呀，除去表里就是半表半里，所以在临床上就采取这个法子，就是说不是用发汗的方法治疗的病，也不是用吐下这类方法治疗的病，剩下的都是半表半里，反映为阳性的为少阳病，阴性为厥阴病，所以这里头有病最容易涉及其他脏腑，所以不好做提纲。所以半表半里的方剂特别的多。"

师父说：你可以直接把胸胁、心下和条文中的药证方证关联起来，但半表半里和柴胡、黄连有啥关系呢？所以我说半表半里的概念脱离了《伤寒论》条文了。

我说：哦，明白了。

师父说：嗯，你再梳理一下整个六经模型的推导过程。

我闭上眼睛回想了下，睁开眼说：师父，我觉得你的六经模型推导得太漂亮了。

师父笑着说：我挺喜欢你拍马屁的。《伤寒论》第一定律和第三定律，你还记不记得？

我说：记得啊。生命惯性律和药物作用律。

师父说：胸胁，心下，表，里。咽干严重治咽干，口渴严重治口渴。这是三阳病的治疗优先级，也是《伤寒论》第二定律，优先治疗律。

我说：《伤寒论》三大定律终于完整了啊。

师父说：嗯。根据第二定律，有一条我认为是错误的条文，你背一下 155、164 条。

我说：155. 心下痞，而复恶寒汗出者，附子泻心汤主之。

164. 伤寒，大下后，复发汗。心下痞，恶寒者，不可攻痞，当先解表，表解乃可攻痞。

师父说：你有没有看出这两条矛盾的地方。

我说：都有心下痞，都有汗出恶寒，但 155 条直接用了附子泻心汤，164 条要求先解表后攻痞。

师父说：嗯，问题就在这里了。这是两个相反的治疗顺序。155 条优先心下，164 条优先表，所以它们之间总有一条是错误的。

我说：哦，164 条违反第二定律，心下优先于表解，所以是错误的。

师父说：嗯。在宋本里，164 条有后续，解表推荐桂枝汤，攻痞推荐大黄黄连泻心汤。这个也有问题。你背下 68 条。

我说：68. 发汗，病不解，反恶寒者，芍药甘草附子汤主之。

师父说：164 条的表证明显符合 68 条，即使先解表也应该用芍药甘草附子汤。164 条和 68 条、155 条两条都出现矛盾，而且违反第二定律，所以我就认为它是一条错误的条文。

我说：有道理。

师父说：今天讲了一天，讲累了。

我说：那就下次再讲，我又饿了，师父我们去万达金街逛逛吧。

师父说：好。

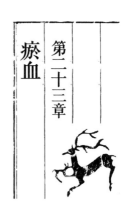

第二十三章

瘀血

　　天气逐渐暖和，约了师父去世纪公园踏青，从 3 号门入，直奔 7 号门附近的草坪，找了块树荫，席地而坐。

　　师父说：你咋知道 7 号门附近有一块大草坪的？

　　我说：我上次参加志愿者活动来过啊。

　　我一边说，一边从包里拿出零食和饮料。

　　师父说：你带那么多吃的喝的，准备得挺充分啊。

　　我说：《伤寒论》是主食，这些零食是配菜，边吃边学，我记得比较牢啊。

　　师父打开一罐可乐，笑着说：可乐喝着喝着就气上冲了是不是？

　　我拿起一个果冻，按了下也笑着说：这叫作按之濡。

　　师父说：我们想到一块去了，我也带了吃的。

　　说着，师父从斜挎包里拿出两盒熟食，打开来，一盒是酱牛肉，一盒是鸭脖子。

我分别拿了一片酱牛肉和一块鸭脖子，边嚼边说：我怎么没想到买熟食，挺好吃啊。

师父拉上挎包拉链，不小心把拉链拉环拉断了。

师父说：啊呀，我的包坏了。还好还能拉。

我拿过包，看了看说：一共两个拉扣，还有一个好的，不影响使用。

师父说：是啊，两个稳定性就比一个强。就像人有两个眼睛、两个耳朵、两个肾脏一样。不愧是名牌包包。

我说：师父你这包啥牌子的啊？

师父说：小米，用了好几年了，怎么样，质量很好吧。

我笑道：小米……果然是名牌的包包。师父，今天来得挺早，准备讲什么？

师父说：先讲瘀血吧。你背下 106 条。

我说：106. 太阳病不解，热结膀胱，其人如狂。血自下，其外不解者，尚未可攻，当先解其外，外解已，但小腹急结者，乃可攻之，宜桃核承气汤。

师父说：郝万山治疗过一个被西医诊断为精神分裂症的女生，她在月经期间控制不住自己的情绪，用的方就是桃核承气汤，在她感觉月经快来的时候用，效果非常好。

我说：控制不好自己情绪，就是其人如狂？

师父：是的。另外我也看到一个医案，说一个女生月经期间会恶心呕吐，啥也吃不下，就算吃了，也会呕吐出来。有个微信名叫"木棉花的春天"的医生开了小柴胡汤，但是没有好。

我说：然后呢，开了桃核承气汤了？

师父说：然后和其他中医讨论了下，开了吴茱萸汤或者理中汤什么的，记不住了，反正也没好。

我说：嗯。

师父说：最后，木棉花看到了一个中医的经验，一切女生月经期间发生的呕吐、头痛、腰痛、小腹痛，都可以用桃核承气汤。

我说：哦，还是用了桃核承气汤。

师父说：那个女生月经来了后开始喝桃核承气汤，喝了不久就开始发烧了，体温烧到了39度，木棉花也有点慌，因为是第一次那么用药。女生家里人请来了小诊所的西医大夫。

我说：用西药退烧了？

师父说：没有，西医大夫来了以后，体温已经降到了38度，木棉花电话里和西医大夫商量，能否等一下看看情况再吃退烧药，西医大夫说没问题。

我说：最后烧退了？

师父说：对的，最后烧退了，女生月经排出来很多血块，也不再恶心了。等到下个月也没有出现恶心，治好了。

我说：哦，难道桃核承气汤是专门用来治女生月经期间的病的？

师父说：也不一定。娄绍昆有一个治疗肩膀抬不起来的医案，患者是一个男的，各种方子无效，最后发现心下有按痛，还有左小腹有按痛。

我说：心下有按痛我知道，小陷胸汤。左小腹按痛就不知道了。

　　师父说：桃核承气汤条文里有少腹急结，日本汉方家认为它的腹证是左小腹有按痛，或者有压上去比较硬。

　　我说：哦。然后就用上了桃核承气汤？

　　师父说：是的，用完后拉出一堆东西，胳膊就明显能抬高很多了。

　　我说：那么桃核承气汤也不是专门给女生用的啊，为啥月经时发病，会想到桃核承气汤呢？呕吐的女生有其人如狂吗？

　　师父说：医案没说，应该没有。

　　我说：有少腹急结？

　　师父说：木棉花没有腹诊，不能确定有没有。

　　我说：月经来了发病用桃核承气汤，没有条文依据啊。

　　师父说：有的，你再仔细读一下。

　　我心中又默念了一遍：106. 太阳病不解，热结膀胱，其人如狂。血自下，其外不解者，尚未可攻，当先解其外，外解已，但小腹急结者，乃可攻之，宜桃核承气汤。

　　我说：难道是血自下？

　　师父说：对了，就是血自下。宋本里，在血自下的后面还有一句"下者愈"。很多人以为这两句话意思是，血自下了就好了。其实不是这个意思。

　　我说：那么是什么意思？

　　师父说：血自下是一种状态，比如女生的月经期间就是这种状态。在血自下状态下，如果出现各种病，用桃核承气汤攻下，下者愈。

　　我说：哦，有道理。

师父说：但是，有一种病，不能用桃核承气汤。

我说：哪一种？

师父说：也在条文里啊。

我想了想说：其外不解者，尚未可攻？

师父说：对的。这个外，我认为是外感，也就是发烧。月经期间发烧了不能用桃核承气汤，需要先解其外。现在问题来了，解外的应该用什么方？

我说：难道不是桂枝汤？

师父说：我更倾向于小柴胡汤。

我说：为啥呀？

师父说：首先桃核承气汤里就有桂枝，如果用桂枝汤先解外有点奇怪。其次106条的前后条文都和柴胡有关，104条还说了小柴胡汤解外。

我说：嗯，有道理。

师父说：第三，就要看144条了，你背下。

我说：144. 妇人中风七八日，续得寒热，发作有时，经水适断者，其血必结，故使如疟状，发作有时，小柴胡汤主之。

师父说：经水适断者，其血必结，和热结膀胱，血自下，有关联。小柴胡汤解的是如疟状，发作有时。但是无法解其血必结。血结还是要用桃核承气汤，所以我认为144条是106条的解外条文。

我灵光一闪说：那个恶心呕吐的女生，用了桃核承气汤以后发烧了，是不是应该用小柴胡汤？

师父说：是的，如果一直没退烧的话，就是应该用小柴胡汤。

我说：依据就是 144 条。

师父说：嗯，还有一条，那个女生不是有恶心呕吐的吗？呕而发热者，小柴胡汤主之。

我说：有道理。

师父说：有人认为 106 条的外是指，相对于阳明里来说的外，包括少阳和太阳，这个说法有问题的。

我说：问题在哪里呢？

师父说：娄绍昆那个医案中，胳膊抬不起来就是表证，属于太阳病。如果外证指的是阳明以外的太阳或少阳，那么胳膊抬不起来也可以算外证，这样就矛盾了。

我想了想说：哦，按条文逻辑，必须先解胳膊抬不起来，才能用桃核承气汤攻瘀血。但实际情况是，用了桃核承气汤攻瘀血后，胳膊才能抬起来。

师父说：是的。如果外证指的是太阳或少阳，那么严格按条文做，胳膊抬不起来就永远无法治愈了。所以外证只能解释成为外感。

我说：还有一个问题，桃核承气汤治的位置是不是在小腹？

师父说：是的，瘀血基本治的都在小腹。

我说：娄绍昆医案有表证同时有小腹里证，优先治疗了里证。违反了伤寒论第二定律呀。

师父说：嗯，这就是我今天单独把瘀血拿出来讲的原因。按位置划分，小腹属于里，治疗优先级应该在表之后。但你要知道一个前提。

我说：啥前提？

师父说：合病并病的治则，也就是伤寒论第二定律，是在三阳病基础上推导出来的。阳是啥？

我说：津液。

师父说：嗯，患者能得三阳病，病的主要矛盾在津液上，其实是有个前提的，就是患者血没有啥问题。

我说：血不属于津液吗？

师父说：不属于。血和津液之间有联系，但是是两种概念。

我说：哦，瘀血是血出现问题了，就不适用三阳病的合病并病治则了。

师父说：对。

我说：那有没有血相关的治则？

师父说：没有。《伤寒论》侧重讨论津液这个矛盾，药方中血药也不多见，对于血只能算一笔带过。想更深入掌握血的概念还得读《金匮要略》。

我说：等我学完《伤寒论》，师父你再教我《金匮要略》吧。

师父说：好。虽然没有血的治则，但从《伤寒论》瘀血条文，可以看出些仲景瘀血的治则。你背下124条、125条。

我说：124.太阳病，六七日，表证仍在，脉微而沉，反不结胸，其人发狂者，以热在下焦，小腹当硬满，小便自利者，下血乃愈，抵当汤主之。

125.太阳病，身黄，脉沉结，小腹硬，小便自利，其人如狂者，抵当汤主之。

师父说：抵当汤是另一个瘀血方。一方面，124条明确说有表证，125条的身黄也是表证。另一方面，124条小腹当硬满，125条小腹硬。所以这两条都在说明，用抵当汤解决了小腹里证后，表证也没了。

我说：哦，瘀血优先级在表之前？

师父说：这样描述不准确。虽然不是三阳病中的合病，但与合病类似，可以总结为瘀血严重治瘀血。

我说：哦，合病是挑合病中的一个病去治就都好了。

师父说：嗯，另外刚才说的106条，瘀血遇到外感证，需要先解外，再攻瘀血。

我说：哦，这个就和并病有点类似了。

师父说：对，瘀血总结下来就是瘀血严重治瘀血，但如果有外感先解外感。

我说：明白了。

师父说：郝万山说过宋孝志宋老的一个医案，患者头痛，视野偏盲，脑袋里查出血管瘤，最终服用了6个月的抵当汤好的。

我说：头痛是表证，有瘀血治瘀血后，表证也好了。为啥不用桃核承气汤而用抵当汤？

师父说：不知道，从郝万山讲的医案中分析不出来。

我说：抵当汤和桃核承气汤辨证上有啥区别？

师父说：桃核承气汤的小腹急结是局部，患者一般不会感觉小腹部胀。抵当汤的小腹当硬满，范围比较大，可以覆盖整个小腹部，自己会感觉胀，摸上去硬。

我说：哦，师父你用过这两个方子没？

师父说：用过的。但我用桃核承气汤的经验似乎不是左侧小腹，而是肚脐正下方的小腹。一个患者月经期间用了桃核承气汤，第一次排出黑便，第二次腹痛腹泻，痛的位置从肚脐正下方往下延伸，排出不少血块。

我说：抵当汤呢？

师父说：一次治疗一个小腹胀的患者，开了抵当汤。说了大黄需要后下，结果他忘记了，大黄煮的时间比较长，去小腹胀效果似乎不好。后来大黄后下，效果就明显好了。

我说：有小腹胀，大黄需要后下？

师父说：是的，你看桃核承气汤，大黄就不需要后下，所以也没有小腹胀的描述。

我说：哦。

师父说：你看一下宋本的257条，在康平本里是一条追文。

我说：257.病人无表里证，发热七八日，虽脉浮数者，可下之。假令已下，脉数不解，合热则消谷喜饥，至六七日不大便者，有瘀血，宜抵当汤。

师父说：我治过这样一个患者，特别容易饿，不吃东西就会头晕眼花。

我说：头晕眼花是茯苓白术证，饿是黄连证。

师父说：嗯，《伤寒论》里找不到茯苓白术和黄连一起的方子。我间隔用黄连剂和茯苓白术剂，症状有改善，但是药停了就反复。最后用了抵当汤，解决了。

我说：哦，消谷喜饥，有瘀血，宜抵当汤。

师父说：对，这也是瘀血严重治瘀血的证据。

我说：那么用茯苓白术为啥会有效呢？

师父说：头晕眼花就是茯苓白术证啊，用了自然有效。三阳病方子用了有效，但用完后复发，你就要考虑可能不是单纯的津液问题，而是瘀血的问题。

我说：哦。既然第二定律是基于三阳病的，那么三阴病是不是也不适合啊？

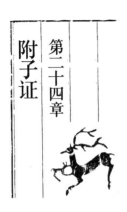

第二十四章

附子证

师父说：对，接下来要讲的就是少阴病。你背一下少阴病提纲。

我说：281.少阴之为病，脉微细，但欲寐也。

师父说：但欲寐的意思就是一直想睡觉，睡不醒。但你别把但欲寐作为少阴病普遍现象，如果你遇到但欲寐的患者优先考虑麻黄细辛附子汤。

我说：哦。

师父说：有日本汉方家发现，带有咽痛的发烧，麻黄细辛附子汤效果不错。你还记不记得我在讲桂枝汤时说过的，桂枝的禁忌证？

我说：记得啊，咽痛，因为少阴篇桂枝用得比较少，咽痛比较多，所以桂枝禁忌咽痛。

师父说：嗯，太阳篇中，带桂枝的方子解表，看不到有咽痛症状存在。所以我把部分带有咽痛的发烧归入少阴。

我说：少阴病里半夏散及汤，有桂枝也有咽痛啊。

师父说：的确有，我也见过用这个治疗咽痛的医案，但是，如果遇到咽痛发烧的，需要解表，不会用到半夏散及汤。所以还是尽量避开桂枝。

我说：嗯，那遇到咽痛发烧的，应该用什么方呢？

师父说：麻黄细辛附子汤、越婢汤、麻杏石甘汤、桂枝去桂加茯苓白术汤、真武汤，很多啦，反正没有桂枝的都有机会的。

我说：具体还是要随证治之是吧。

师父说：是的。

我说：如果是没有发烧的咽痛呢，是不是也要避开桂枝？

师父说：嗯，没有发烧的咽痛，比如咳嗽有咽痛，也不会优先考虑半夏散及汤。你背下311条。

我说：311. 少阴病，二三日，咽痛者，可与甘草汤；不差，与桔梗汤。

师父说：桔梗汤是我治咽痛常用的方，或者一躺下来就咳嗽，也用桔梗汤。桔梗和血有关，不是津液的问题。

我说：桔梗和血有啥关系？

师父说：这涉及挺多《金匮要略》的条文，以后再说吧。今天主要讲少阴病的附子证。

我说：好。据说附子是一个毒药啊。

师父说：是的，附子生的时候有毒，但是煮熟了就没有了。中医界有个火神派，以擅长用附子而闻名。有说15克生附子就能毒死一头牛，但火神派附子的用量会达到几百克。火神派的李可主持ICU病房，他一生中用过的附子超过5吨，从来没出过事。

我说：量小非君子，无毒不丈夫。

师父说：这一波附子的流行源于李可的一次意外用药，他给一个病危的患者，开了三剂带附子的方，需要分三天喝的，李可也没抱什么希望。结果患者不小心一起煮了，一起喝了，李可大吃一惊，心想怎么去补救。没想到患者喝完，病居然好了，原本一直躺床上的，能下地了。

我说：这个患者命不该绝，运气不错啊。

师父说：是啊，从此李可就越来越擅长用附子了，他们这一派附子的用量也越来越大。

我说：那么附子是不是就要用那么大的量呢？

师父说："天使"本来不敢用附子的，后来从3克5克开始，现在最大能用到40克了。

我说：40克相比几百克也不算多啊。

师父说：嗯，的确不多。你可以认为附子是一种补药，在安全煎煮下，没病偶然吃吃也无妨。火神派观念里附子补阳，任何一切与阳虚有关的，都能用附子。但是《伤寒论》里是有明确的附子证的，就像人参是补药，也不能多吃。有些人没学到火神派的精髓，随便哪个患者都会开一点附子，这就有问题了。

我说：哦，火神派说的附子能补阳，不是师父你说的阳吧？

师父说：嗯，《伤寒论》里阳是津液，附子并不补充津液，和火神派说的阳不是一回事。所以在我这里只能说附子可以增强某种抗病能力。

我说：那么《伤寒论》里的附子证是啥？

师父说：背下 20 条、388 条、389 条、390 条。

我说：20. 太阳病发汗，遂漏不止，其人恶风，小便难，四肢微急，难以屈伸者，桂枝加附子汤主之。

388. 吐利汗出，发热恶寒，四肢拘急，手足厥冷者，四逆汤主之。

389. 既吐且利，小便复利，而大汗出，下利清谷，内寒外热，脉微欲绝者，四逆汤主之。

390. 吐已下断，汗出而厥，四肢拘急不解，脉微欲绝者，通脉四逆加猪胆汁汤主之。

师父说：388 条和 390 条用的都是生附子，条文里有"四肢拘急"和"四肢拘急不解"。20 条没有四逆汤那么严重，四肢就是微急，难以屈伸，用的是炮附子。

我说：附子证是四肢肌肉紧张屈伸不利？

师父说：对，就是屈伸不利。我有个患者有腱鞘炎，左手大拇指弯曲就会痛，伸不直，后来用了不少附子的方子，治好了。"天使"也用带附子的方子治了不少腿脚弯曲有障碍的患者。具体用什么方子，还要看患者身上的其他症状。

我说：哦，那么四肢拘急、四肢微急呢？

师父说：这个是津液流失过多，在四逆汤里可以看作是干姜和附子共同起作用，在桂枝加附子汤里可以看作是生姜、芍药和附子共同起作用。

我说：哦。

师父说：389 条里有一个"下利清谷"，也是附子证，意思是吃的东西没经过消化直接出来了。你背下 91 条。

我说：91.伤寒医下之，续得下利清谷不止，身疼痛者，急当救里，后身疼痛，清便自调者，急当可救表，救里宜四逆汤，救表宜桂枝汤。

师父说：这个条文讲了一个表里的顺序，本来应该先表后里的，但是因为下利清谷，比较严重，所以有些人就说，这里不是先表后里，而是先急后缓。

我说：嗯，这条又违反了第二定律了，正好说明少阴病不适合第二定律。

师父说：是的。这条后面身疼痛，推荐了桂枝汤，你发现啥问题没？

我说：桂枝汤不治疗身疼痛啊，津液流失那么多，应该是新加汤吧。

师父说：嗯，如果真的是用了四逆汤救了里后，还有身体疼痛，新加汤有机会的。但临床中，有医生给疼痛的患者用了四逆汤后，患者身体疼痛也好了。所以这里用了四逆汤后，可能并不需要再解表。

我说：啥意思？"下利清谷不止，身疼痛者"用四逆汤救里后，疼痛也会好？不用再解表？

师父说：对，我认为91条的先救里后救表有问题，直接救里就行。你看下宋本353条，康平本里是一条准原文。

我说：353.大汗出，热不去，内拘急，四肢疼，又下利厥逆而恶寒者，四逆汤主之。

师父说：这条有四肢疼，后面是四逆汤主之，就说明四逆汤证是可以有身体疼痛的，只不过出现的频率不高罢了。

我说：哦，师父你说过附子证还有疼痛。

师父说：不是，附子证疼痛不在这里，等会儿会讲。

我说：哦。389条说的"内寒外热"是啥意思？

师父说：一般吃了冷的东西容易拉肚子，所以内寒指的是下利清谷。

我说：外热呢？四逆汤的人不应该是手足冰冷的吗？这还外热？

师父说：手足冰冷没问题啊，但是他会出汗啊。一般人只有在非常热的时候，比如夏天，才会出很多汗。所以古人把看上去很热的样子叫作外热。

我说：有道理。

师父说：再看174条和175条，304条和305条。

我说：174. 伤寒八九日，风湿相搏，身体疼烦，不能自转侧，不呕、不渴，脉浮虚而涩者，桂枝附子汤主之。若其人大便硬，小便不利者，去桂加白术汤主之。

175. 风湿相搏，骨节疼烦，掣痛不得屈伸，近之则痛剧，汗出短气，小便不利，恶风不欲去衣，或身微肿者，甘草附子汤主之。

304. 少阴病，得之一二日，口中和，其背恶寒者，附子汤主之。

305. 少阴病，身体痛，手足寒，骨节痛，脉沉者，附子汤主之。

师父说：这一波的条文，患者都有疼痛，药方中用到的附子不是两个，就是三个。

我说：哦，附子证疼痛在这里了。附子个数和克数之间怎么换算的啊？

师父说：我简单按一个附子当作二两来算。比如真武汤，茯苓 3 两、白术 2 两、生姜 3 两、芍药 3 两、附子 1 个，我就当作茯苓 3 两、白术 2 两、生姜 3 两、芍药 3 两、附子 2 两。

我说：每两按 3 克算，真武汤附子 6 克；每两按 5 克算，真武汤附子 10 克。

师父说：对，这是一剂的量。如果喝三剂，附子的量就是 18 克或者 30 克。实际一个附子是 18 克到 25 克。

我说：那么如果用到三个附子，一剂药里就可以达到 30 克附子？

师父说：是的。患者身体痛得厉害，的确需要用那么大量的。用多个附子这种痛往往是碰不得的，175 条里有"近之则痛剧"，这是拒按的体现。

我说：痛风？

师父说：对的，"东汉末年"群里有个刚学中医不久的，同事痛风，就开了甘草附子汤，效果出奇的好。

我说：那是不是我遇到痛风患者也可以开甘草附子汤？

师父说：痛风患者用桂枝附子汤、甘草附子汤、附子汤的机会很大，效果也是很好的。具体用的时候你要判断是配合桂枝还是配合芍药。用错了效果就不明显。

我说：怎么判断？看看有没有桂枝证或者芍药证？

师父说：对。有一次我治疗一个患者，手脚都痛得非常厉害，碰也不能碰，自己也不能移动屈伸，我用了附子汤没有效果，后来发现她身上出汗非常多，出汗是桂枝证啊，改用了甘草附子汤，止痛的效果就非常明显了。

我说：175 条里有彻痛不得屈伸，除了痛，也有屈伸不利的附子证。

师父说：嗯，一般附子痛会同时用白术，白术证是啥？

我说：肿重。

师父说：是的，所以痛的地方，往往伴随着肿，如果遇到痛风没有肿的，也不一定是附子证，我治过的痛风，用的就不全是附子的方。

我说：那师父你用的是什么方？

师父说：除了带附子的方，也会用到白虎加桂枝汤，还有小建中汤治好的。

我说：哦，还是要随证治之。

师父说：是的。附子的痛是骨头的痛，比如腰痛，或者按患者的腰椎，有按痛的话也是附子证。"天使"有一次按到一个患者腰下边骨头痛，用了带附子的方子，二诊来的时候腰就没有按痛了，后来反复验证有效。

我说：那么附子的腰痛和麻黄的腰痛有啥区别呢？

师父说：麻黄的腰痛不在腰椎上，是腰椎的两侧。

我说：哦。

师父说：带附子的方也能治疗夜尿，"天使"用桂枝附子汤，治疗夜尿从很多次减少到一次左右。这种夜尿，是非常尿急，忍不了的。

我说：夜尿也是附子证？

师父说：一部分是的。我治一个高血压患者，因为吃降压药，降压药是利尿的，夜尿五六次。他腰以下特别冷，我开始开了茯苓白术甘草干姜汤，喝了七天，没啥效果。

我说：这个是啥方子？

师父说：《金匮要略》里面的。然后开了三天附子汤，结果喝到第三天，患者说他拉肚子拉得不行了，而且特别痛，自己买了黄连素吃。

我说：开错方了？

师父说：没有，他一拉肚子后，身上本来不怎么出汗的，开始出汗了，屁股和大腿也不冷了，晚上一次夜尿也没了。

我说：哦，瞑眩反应。那么他的高血压好了没？

师父说：是的。高血压一下子降下来很多，不过后来又升上去了，高血压的确很麻烦的。

我说：那么最后高血压用什么治的呢？

师父说：用了不少方随证治之的，这个以后再说，你看这些附子的条文，还有哪些不明白的？

我说：哦。20条的"遂漏不止"是啥意思？

师父说：这个我也不知道，有的说是汗流不止，也有这个可能。

我说："小便难"呢？和小便不利有啥区别，我记得231条也有一个"小便难"。

师父说：231条的"小便难"是跟着前面的"一身及面目悉黄"的，是为了说明这个黄是黄疸，区别小建中的虚劳的黄，小建中黄看上去也和黄疸差不多，但是小便是自利的。所以231条的"小便难"似乎也可以当作小便不利来解。

我说：20 条的呢？

师父说：20 条和 29 条的症状有点像，有些人根据 30 条，认为 29 条如果不用桂枝汤，应该用桂枝加附子汤。但是我还是认为应该用甘草干姜汤。因为甘草干姜汤有遗尿证，尿多也可以用的。29 条是小便数，20 条是小便难，我怀疑仲景也是为了区别是用桂枝加附子汤还是甘草干姜汤，特意把小便的情况描述出来。

我说：哦，304 条里的"口中和"是啥意思？

师父说：这个要先看 175 条的不呕不渴，不呕就是排除少阳，不渴就是排除阳明，《伤寒论》里这种笔法不罕见。因为呕和渴，都是口中的感觉，于是有人认为 304 条"口中和"，就是不呕不渴，排除少阳阳明的意思。虽然我不太认同这种解释，但我也没有更好的解释了。

我说：为啥不认同这种解释呢？

师父说："东汉末年"群里有个郑先生，用附子汤治疗过一个背部怕冷的患者。

我说：其背恶寒者。

师父说：对了，根据就是这条。结果背怕冷治好了，患者之前有的咽干也治好了。

我说：哦，有茯苓、白术。

师父说：嗯，咽干是少阳病，如果口中和指的是排除了少阳病和阳明病，那么不应该有咽干，有咽干也不能治好。

我说：附子汤允许有咽干，所以口中和的这个解释就不对。

师父说：这些附子条文还有啥疑问没？

我说：暂时没了。

师父说：那我来考考你，你背下61条。

我说：61. 下之后，复发汗，昼日烦躁不得眠，夜而安静，不呕不渴无表证，脉沉微，身无大热者，干姜附子汤主之。

师父说：你尝试着来解解一下这条。

我想了想说：这个人应该病很重吧，白天不应该睡觉，却说不得眠，潜台词是应该睡觉。

师父说：嗯，这点说对了，病是很重的。

我说：为啥夜而安静，就不知道了，是不是白天比较吵睡不着？

师父说：不是。

我说：不呕代表没有少阳证，不渴代表没有阳明证，无表证，太阳证也没有，这个人身上看不到症状啊。

师父说：嗯，可以这么说，那么为啥会没有症状呢？

我说：不知道。"脉沉微"，病比较严重，"身无大热"，也不知道啥意思。解不下去了。

师父说：首先你要知道这个患者的病有多严重，他不是白天烦躁夜晚安静吗？如果白天不烦躁了，也安静了，他就死了。

我说：啊，为啥啊？

师父说：人活着需要维持着30多度的体温，夜晚温度低，身体需要付出更多能量，白天温度高，身体在付出能量上可以节约一点，节约出来的能量就可以抗病了，所以白天表现出的烦躁是在抗病。如果这个人连白天烦躁都没了，说明没任何能量用来抗病了，他就死了。

我说：哦。既然是在抗病，那么为啥说不呕不渴无表证呢？

师父说：这个很关键，身体有足够的抗病能力时，才会表现出太阳少阳阳明，能力不足时，是做不到的，只能烦躁。

我说：也就是说，烦躁虽然是在抗病，但是因为抗病能力不够，所以达不到呕、渴、表证的程度？

师父说：对，干姜附子汤中干姜化生津液，生附子加强抗病能力，用了干姜附子汤以后，患者可能会出现呕渴或者表证，那是朝着好的方向发展了。

我说：那个"身无大热"是啥意思？

师父说：这个热和 389 条说的"内寒外热"是一个热，你可以认为身热就是出汗，身无大热是身体没有大量出汗流失津液。

我说：哦，身体没有开门，所以就不用关门。药方里就不用炙甘草了。

师父说：是的。但是实际临床中，并非那么虚弱的患者才会用到干姜附子汤。

我说：那该怎么用？

师父说：有人根据昼日烦躁不得眠，夜而安静，发现如果有一些病，白天发作，夜晚不发作，用干姜附子汤有效。

我说：哦，这也可以？

师父说：道理应该也是借助白天的能量后才出现呕、渴、表证，补充了津液、抗病能力提升，自然有机会成功。

我说：哦，理解了。

师父说：你理解了这条就可以理解另外一条了。

我说：哪一条？

师父说：61条这个患者白天烦躁，夜晚安静，如果白天也安静就死了对吧？

我说：是啊。

师父说：如果反过来，白天烦躁，夜晚也烦躁呢？

我想了想说：比干姜附子汤证要好一点，但还没达到三阳病的地步，所以还是要补充津液和增加抗病能力的吧，还是干姜附子汤？

师父说：不是。这种情况是有条文论述的，本来我也不理解这一条的，但是一旦理解了干姜附子汤，就理解这条了。

我想了一会儿说：想不出来是哪条。

师父说：69条。

我说：69.发汗若下之，病仍不解，烦躁者，茯苓四逆汤主之。

师父说：嗯，你来解解看。

我说：白天也烦躁，夜晚也烦躁，整天都在烦躁，所以就干脆把时间去掉了，直接写烦躁了。

师父说：是的，这种状态达不到三阳病，必须有干姜附子汤补充。茯苓的作用就是引病邪下解。因为有茯苓开门，所以就需要炙甘草刹车。

我说：哦，那么人参的作用是啥呢？

师父说：康治本《伤寒论》对药方中药物的排列顺序比较讲究，基本保持了早先的顺序。康治本里的茯苓四逆汤顺序是这样的，先是茯苓，然后是四逆汤，最后是人参。

我说：这个说明啥？

师父说：这个说明，人参是最后加上去的，古人可能早先的茯苓四逆汤里是没有人参的，后来出现了一些问题才加了人参，因为加了人参后的方子完全可以替代之前没有人参的版本，所以也不叫茯苓四逆加人参汤了，直接用茯苓四逆汤。

我说：哦，但师父你还是没有说出来为啥要加人参呀。

师父说：可能有一部分的人喝了没有人参版本的茯苓四逆汤后，出现了人参证，比如说食欲不振，所以就直接加上预防了。

我说：好吧，总觉得这个人参解释不太靠谱。

师父说：嗯，你总结下附子的药证。

我说：附子证是疼痛，屈伸不利，四肢冷，夜尿急，下利清谷，有加强抗病能力的作用。

师父说：嗯，差不多了。

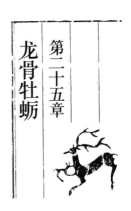

我说：我突然想起来一件事。上次我在这里参加志愿者活动，有个志愿者的女儿也来了。她是个高中毕业生，去年高考前得了抑郁症。

师父说：哦，看过中医吗？

我说：看了三个中医，吃了药基本都没有效果。吃了西药至少可以睡着了，所以她现在不太信中医啊。

师父说：有什么症状？

我说：我想想哦，我问过她的。经常头痛，偶然有头晕，一直出虚汗，而且胸闷，吃饭没啥胃口，经常恶心，也不喝水，手掌非常热，晚上容易做噩梦惊醒，吃了西药后每天会拉两三次，拉的时候会有腹痛，吃西药之前没有。还有会手抖。

师父说：你分析分析。

我说：胸闷出虚汗头痛，是桂枝去芍药汤啊。

师父说：嗯。

我说：头晕是茯苓、白术证，她有手抖，算身为振振摇，是苓桂术甘汤方证。

师父说：嗯。

我说：手足热，是黄芩证，不爱吃饭、不喝水是默默不欲饮食，加上一直恶心，就是小柴胡汤了。

师父说：嗯，非常好。

我说：我本来想给她开方子，不过也没啥把握。师父你也不允许我合方，所以就没开。

师父说：你背一下107条。

我说：107. 伤寒八九日，下之，胸满烦惊，小便不利，谵语，一身尽重，不可转侧者，柴胡加龙骨牡蛎汤主之。

师父说：你看看柴胡加龙骨牡蛎汤的组成。

我说：小柴胡汤去掉甘草，加上茯苓、桂枝、龙骨、牡蛎、铅丹、大黄。

师父说：你发现了啥没？

我说：她应该就是用柴胡加龙骨牡蛎汤，几乎所有的药都不浪费啊。

师父说：是的，她晚上容易惊醒就是龙骨、牡蛎证了。

我说：哦，我把这个药方发给她妈妈。铅丹怎么开？

师父说：嗯，铅丹不用开。

我说：就怕她不信中医了。先前的医生说她脾虚啥的，开了大量的黄芪，毫无效果。

师父说：不信就是她运气不好呗，和我们无关了。

我把方子发出去了，很快收到了感谢的回复。

我说：容易惊吓到底是龙骨证还是牡蛎证？

师父说：应该都有的。之前说过肌肉跳动是什么药证？

我说：茯苓证。

师父说：心下和肚脐下跳动，茯苓证多一点。日本汉方家认为，肚脐上跳动，是桂枝和牡蛎证，比如可以是柴胡桂枝干姜汤证，因为有桂枝和牡蛎。

我说：哦。我想到了一个成语，心惊肉跳。

师父说：嗯，心惊肉跳，这个成语不错。很多人因为龙骨、牡蛎证是惊，所以觉得龙骨、牡蛎作用是敛神。从《伤寒论》看，龙骨、牡蛎作用是增加血气。

我说：增加血气是啥意思？

师父说：就是补血。你背一下112条。

我说：112.伤寒脉浮，医以火迫劫之，必惊狂，卧起不安者，桂枝去芍药加蜀漆牡蛎龙骨救逆汤主之。

师父说：嗯，这里有必惊狂，所以用龙骨、牡蛎，和107条的胸满烦惊，能够对应上。

我说：这条没有说血少啊。

师父说：医以火迫劫之，这句话包含了血气少的意思。你背一下111条。

我说：111.太阳病中风，以火劫发汗，邪风被火热，血气流溢，其身必发黄，但头汗出，剂颈而还，腹满微喘，口干咽烂，或不大便，久则谵语，甚者至哕，手足躁扰，捻衣摸床。

师父说：以火劫发汗，血气流溢，其身必发黄。失血过多的人，身上就会发黄，蜡黄，这是火劫发汗造成的。

我说：哦。

师父说：龙骨、牡蛎能治疗血气流溢后的身黄，这种身黄和黄疸不一样，小便正常，属于虚劳。

我说：啥叫作虚劳？

师父说：虚劳就是人比较虚弱，容易疲劳，稍微动一下就会出现各种各样的问题，《伤寒论》最后一篇有劳复病，也是虚劳的一种，操劳后病复发。

我说：哦。虚劳是因为血气不足导致的？

师父说：对。《金匮要略》"血痹虚劳病脉证并治"中就有桂枝加龙骨牡蛎汤，所以我认定龙骨、牡蛎能增加血气。

我说：我有个问题，111条后面有腹满，不大便，为啥血气流溢了，会不大便呢？

师父说：少阳咽干不大便，你能理解吧？

我说：津液没了不大便我知道。难道是血气流溢了，津液也跟着没了？

师父说：血气不足则津液少，记住这句话。你猜测没有津液是对的，但不是津液跟着血气没了，而是反过来。

我说：反过来是什么，血气跟着津液没了？

师父说：对。人体的津液和血气是相通的，先用津液后用血气，津液用完了，才会用血气。

我说：哦，所以如果血气都没了的话，津液早就没了。

师父说：是的。背一下114条。再看一下宋本的83条和294条。

我说：83. 咽喉干燥者，不可发汗。

114. 太阳病，以火熏之，不得汗，其人必躁，必清血，名为火邪。

294. 少阴病，但厥无汗，而强发之，必动其血。未知从何道出，或从口鼻，或从目出者，是名下厥上竭，为难治。

师父说：83条规定津液少不能发汗，114条和294条进一步说明，如果津液少发汗，就会出血。111条出血了是因为没有汗出了。津液少已经可以有便秘了，何况更严重的血气不足。

我想了想说：哦，血气不足是津液少的充分条件，津液少是血气不足的必要条件。

师父说：可以那么理解。我看过一个许叔微的医案，你看下。

妇人得伤寒数日，咽干烦渴，脉弦细。医者汗之，其始衄血，继而脐中出血，医者惊骇而遁。予曰：少阴强汗之所致也。盖少阴不当发汗，仲景云：少阴强发汗，必动其血，未知从何道而出，或从口鼻，或从耳目，是为下厥上竭，此为难治。仲景云无治法，无药方，予投以姜附汤，数服，血止。后得微汗愈。

我说：患者咽干，发汗造成了流鼻血，然后是肚脐流血，最后许叔微用了干姜附子汤治愈的。他引用的仲景云就是294条。

师父说：嗯，不一定非要少阴病才会出血的，114条太阳病也会出血，所以我觉得许叔微用干姜附子汤不是最好。

我说：那么用了干姜附子汤怎么就治愈了呢？

师父说：数服，血止。说明喝了几次血才止住，不是特别对证啊，即便要用少阴的方子也应该用有甘草关门的。

我说：四逆汤？

师父说：四逆加人参汤。你背一下 385 条。

我说：385. 吐利恶寒，脉微而复利，四逆加人参汤主之。

师父说：宋本里是这样的。385. 恶寒脉微而复利，利止亡血也，四逆加人参汤主之。

我说：宋本比康平本少了"吐利"，多了"利止亡血也"。

师父说：385 条我更赞成宋本的，因为康平本的看不懂。

我说：好吧，这条啥意思？

师父说：人体有津液，下利拉的就是水。如果津液没有了，就会动用血气，拉的就是血了。如果出现拉血，就要用四逆加人参汤。

我说：哦哦，道理和上面发汗的一样。

师父说：郝万山讲过一个宋老治白血病患者怕冷发烧的医案，白血病患者是容易出血的，宋老用的就是四逆加人参汤。

我说：那为啥许叔微没有想到用四逆加人参汤呢？

师父说：现在我们看到的宋本《伤寒论》其实是明朝赵开美的复刻本，并不是宋朝的原本。许叔微看到的宋本可能和我们看到的不一样吧。

我说：没有"利止亡血也"？

师父说：可能。你看许叔微引用的宋本 294 条，"或从口鼻，或从耳目"，对比下现在的赵本 294 条。

我说：现在是，"或从口鼻，或从目出者"，果然不一样啊。而且明显许叔微引用的比较朗朗上口。

师父说：嗯。当然也可能是许叔微不觉得出血能用四逆加人参汤。

我说：所以许叔微这个医案，应该用四逆加人参汤而不是干姜附子汤？

师父说：我会用甘草干姜汤。

我说：为啥？

师父说：感觉没有到附子证那么严重啊，用甘草关门就行了。

我说：那么一开始没有发汗出血，应该用什么？

师父说：这就是合病治则了。

我说：咽干严重治咽干，口渴严重治口渴。甘草干姜和白虎加人参都有可能？

师父说：是的，当然从症状上看，也不能排除小建中汤。不过我最倾向于甘草干姜汤。

我说：哦。津液流完了才会流血气，为啥111条还有但头汗出呢？

师父说：不知道为啥，但我的确遇到过这样的患者，全身蜡黄，十几天没大便，非常口渴，医院的医生不让喝水吃饭，每天输液，他就是头上出汗。

我说：哦。那111条没有方子，应该用什么方比较好？

师父说：111条的患者，我还真用过一次方子，而且是用错了的。就是我刚才说的那个全身蜡黄头上出汗的患者。

我说：师父，你用的是什么方？

师父说：本来我不想用方的，因为一来是隔着手机屏开方的，二来病情非常严重。对方是我认识的一个卖猫小姐姐的爸爸，60岁不到，前一年检查出胃癌，手术切掉了整个胃，手术一年后，突然腰痛得不得了，去医院检查后说肠梗阻。西医对此束手无策，差不多是等死。

我说：那么严重，现在病好了吗？

师父说：已经死了。

我说：师父，你开错了方，不会是你治死的吧？

师父说：不是。当时我听到肠梗阻病名，以及十几天没有大便，是很想开承气汤的。

我说：那开的是大承气汤还是小承气汤？

师父说：我问诊以后，患者没有腹胀，也没有腹痛，腰痛厉害，神志清醒，全身蜡黄，手脚没有出汗，头上出汗不少。按照症状，不太像承气汤。

我说：果然很像111条，但是没有用火疗发汗啊。

师父说：我估计是不让吃饭喝水造成的。下了两次病危通知书，让家人都赶过来，见最后一面。他们家姐弟四个人，卖猫小姐姐是年龄最大的。按照医生说法，如果能大便还有希望，否则就危险了。

我说：不能用开塞露吗？

师父说：患者根本没有任何便意，就用不了。经过姐姐的协调，决定让我开方子试试看，承诺是好是坏和我无关。当时我想，不用药就是等死，而且人就在医院里，万一出了什么事情可以急救，那就试试看。你背一下236条。

我说：236. 阳明病，发热汗出者，不能发黄也，但头汗出，身无汗，剂颈而还，小便不利，渴引水浆者，身必发黄，茵陈蒿汤主之。

师父说：我在考虑是不是茵陈蒿汤。但茵陈蒿汤有小便不利，患者虽然大便不行，小便却很正常。而且茵陈蒿的黄应该也不是这种蜡黄，比较鲜亮才对。

我说：哦，最终开的是什么方？

师父说：最终还是开了茵陈蒿汤，因为里面有大黄，而且我害怕承气汤会不会太厉害。星期五开的方，星期六晚上叫药店煮的药，要求大黄要后下，快递到了医院，那家医院没有中医。到了星期天早上才让患者服用。

我说：不是医生不让患者喝水么，怎么喝的中药呢？

师父说：嗯，当时也发现了这个问题，和医生协商，不同意。最终用针管从患者肛门里注射进去的。

我说：这也可以？

师父说：可以的，从肛门里注入，大肠也能吸收药力的。注射完一段时间后，就出事了。

我说：出了什么问题？

师父说：患者本来没有腹胀腹痛的，开始有腹胀痛了，而且非常厉害，甚至喘不上气了，急忙去厕所，还是拉不出来。护士比较有经验，急忙用了开塞露。

我说：然后就拉出来了？

师父说：当时还是没有拉出来，等了一会儿，逐渐不那么痛了。我考虑的是，大黄起了作用，让肠道蠕动起来了，所以会腹痛。腹胀甚至喘不过气，这不就是厚朴、枳实证吗？我应该开大承气汤的。

我说：哦，有道理，厚朴、枳实、芒硝都是协助大黄的。然后又开了大承气汤？

师父说：没有，那个小姐姐的大弟弟反对继续用我开的方了，太凶险了。当天半夜里，患者去了厕所，拉出来不少大便，第二天又拉出来一块很大的，患者浑身舒服很多，这一关算过去了。

我说：好惊险啊。后来呢？

师父说：后来不知道为啥没有继续住院，回家去了，我也没有用方，一个月以后从朋友圈上看到死了。

我说：那么111条应该用大承气汤？

师父说：如果不大便很多天，想要通大便的话，的确应该用大承气汤。这种情况下，大承气汤相比单用大黄更加安全。但是用完大承气汤以后，病情没有好转，需要考虑其他方子的。

我说：什么方子，带龙骨、牡蛎的？

师父说：对，柴胡加龙骨牡蛎汤。

我说：为啥？

师父说：全身蜡黄，需要用龙骨、牡蛎补血。"谵语"是柴胡加龙骨牡蛎汤方证，"甚者至哕"可以是半夏、生姜证，"但头汗出"可以算桂枝证，"腹满、不大便"是大黄证。

我说：哦哦。

师父说：再看一条龙骨、牡蛎的方子，你背一下118条。

我说：118. 火逆下之，因烧针烦躁者，桂枝甘草龙骨牡蛎汤主之。

师父说：这条患者很严重，你能想到哪条？

我说：烦躁。茯苓四逆汤也有烦躁，这两个烦躁是同一个意思吗？

师父说：是的，就是同一个烦躁，是患者无力达到三阳病，只能烦躁。李可的破格救心汤里有茯苓四逆汤和桂枝甘草龙骨牡蛎汤的绝大部分。

我说：哦，所以118条要比111条严重，因为111条症状非常多？

师父说：对。

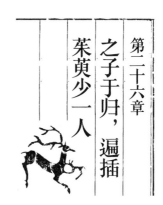

我说：除了龙骨、牡蛎补血，还有啥补血的药啊？我听说女生就应该多吃点当归啊、阿胶啊。

师父说：小建中汤也是补血的。

我说：小建中汤是桂枝加芍药汤加上麦芽糖，加了麦芽糖后变化很大吗？

师父说：变化很大，简直是两个方子。你背一下100条和102条。

我说：100. 伤寒，阳脉涩阴脉弦，先与小建中汤，不差者，小柴胡汤主之。

102. 伤寒二三日，心中悸而烦者，小建中汤主之。

师父说：桂枝加芍药汤，重点在腹痛、腹满，在腹痛、腹满的同时有桂枝证。

我说：小建中汤呢？

师父说：《伤寒论》里的小建中汤条文，内容比较少，必须结合《金匮要略》看。

虚劳里急，悸，衄，腹中痛，梦失精，四肢酸疼，手足烦热，咽干口燥，小建中汤主之。

男子黄，小便自利，当与虚劳小建中汤。

我说：症状好多啊。

师父说：一个个看。虚劳里急，就是容易疲劳，腹部肌肉紧张，所以芍药用到六两。

我说：里就是表里的里？

师父说：是的。悸，是心悸，或者是心中悸，是桂枝证。

我说：衄，流鼻血，这是身体想解表啊，之前说的麻黄汤证或者栀子豉汤证。

师父说：这里的衄，和麻黄汤、栀子豉汤的衄不一样。应该是衄家，就是经常流鼻血的人。麻黄汤的流鼻血是津液充足导致流鼻血。小建中汤则是经常流鼻血导致虚劳。

我说：哦，果然血气不足会导致虚劳。腹中痛也是芍药证。梦失精呢？

师父说：梦失精，是梦遗，遗精。这也不是偶然的梦失精，和衄一样，指的是失精家，经常梦失精，也是导致虚劳的原因。

我说：哦，失血失精都会导致虚劳。

师父说：对，这里能看出精血是一回事，失去后都会血气不足，才需要小建中汤补回来。

我说：四肢酸痛是芍药证。手足烦热是黄芩证，咽干是干姜证，手足烦热和咽干这两个都是少阳证啊，小建中汤里没有黄芩和干姜，手足热和咽干怎么会出现在这里？

师父说：血气和津液的关系是啥。

我说：血气不足则津液少。

师父说：津液少自然就会表现出少阳的症状咯。

我想了想说：哦，明白了，血气不足则津液少，津液少就会表现出津液少的症状。小建中汤治了血气不足后，血气多了，津液也会多，少阳的症状也就消失了。

师父说：对的。

我说：那么血气不足的患者，和瘀血类似，也不属于三阳病了。

师父说：对，不属于。柴胡证是啥？

我说：胸胁苦满，胁下按痛。

师父说：我治过一个胁下按痛的患者，"天使"用柴胡剂无效。根据血气不足则津液少，我就开了小建中汤，因为他脚冷，加上了当归，就是当归建中汤。原本靠着安眠药只能睡觉一两个小时的，后来逐渐能不吃安眠药一觉到天亮了。

我说：哦，原来如此。当归证是脚冷？

师父说：等下再说当归。继续看小建中汤证，口燥，就是口干舌燥，这也是我判断小建中汤的依据之一，小建中汤患者喝水挺多的。

我说：又多了一个治口渴的方。

师父说："男子黄"，这个黄就是虚劳的黄了，和黄疸不同，注意后面的"小便自利"，摆在这里是区分小便不利的。如果身黄小便不利，不是虚劳。

我说：和火疗失血变黄一样，失精失血也会导致黄。

师父说：对。

我说：小建中汤讲完了吧，轮到当归了。

师父说：嗯，那就聊聊当归。

我说：当归的药证是啥呢？

师父说：当归药证还没有总结出来。

我说：啊？刚才师父你还说脚冷加当归的。

师父说：不是很精准，随意聊聊，你有个大致的感觉就行。

我说：哦。

师父说：有一次用小建中汤治一个患者，患者的脸色不太好，有点暗，后来我换成了当归建中汤，也就是加了20克当归。按照患者说法，喝完20分钟，脸色瞬间白嫩，白里透红。

我说：当归建中汤这是美容药啊，果然女生应该多吃点，我也要喝。

师父说：还有一次，就是刚才说过的附子汤高血压患者，五十几岁吧，他吃了一段时间当归芍药散后惊奇地发现，原来的白头发没有了。

我说：头发变黑，脸蛋变白，当归能让人黑白分明。

师父说：但他停了一段时间后，头发又白了，自己再吃当归芍药散，头发又黑了。

我说：哦，只是暂时的呀。

师父说：嗯，老了头发变白是自然现象，不可逆的。你说的黑白分明挺到位的，当归这个药其实是能提高女性的吸引力的，从当归名称上就可以看出一二。

我说：当归名称有什么典故吗？

师父说:《诗经》中有一篇是写新娘子出嫁的，桃之夭夭，灼灼其华，之子于归，宜其室家。

我想了想说：之子于归，就是当归?

师父说：是的，女孩子吃了当归后，就会变得桃之夭夭，灼灼其华了。

我说：哦，感觉女神吃多了当归会变成女妖啊。

师父说：好吧。其实这四句诗，除了当归，还隐藏了一个品牌名称，你猜猜看。

我想了一会儿，兴奋地说：宜家，是宜家，宜其室家，宜家。我本来以为宜家是便宜家庭的意思呢。

师父说：宜家不是中国品牌，起初的确以便宜发家。但进入中国后，用了宜家这个名称，定位也有所变化。

我说：起宜家名字的人太牛了。

师父说：嗯。在《金匮要略》中，当归生姜羊肉汤和当归芍药散都治腹痛，所以遇到腹痛，可以考虑当归的。

我说：嗯。

师父说：我看到有日本汉方家治疗一个患者脚冷的时候，诸药无效，后来用了带当归的方才有效。

我说：哦，师父你脚冷用当归是从这里来的啊。

师父说：是的。厥阴病明面上的两个药方都用到了当归。你背一下厥阴病提纲。

我说：326.厥阴之为病，气上撞心，心中疼热，饥而不欲食，食则吐。下之，利不止。

师父说：你再看一下宋本的这条。

我说：326. 厥阴之为病，消渴，气上撞心，心中疼热，饥而不欲食，食则吐蛔。下之，利不止。

师父说：厥阴病这个提纲，根本就是乌梅丸的方证。消渴是乌梅证，气上撞心是桂枝证，心中疼热是黄连证，饥而不欲食是黄连和人参证。

我说：嗯，和黄连汤有点像。

师父说：是的，区别在，乌梅丸证的患者一般口渴，且乌梅丸中补药更多一点。前两天还用乌梅丸治了一个拉血的。症状是口渴喝蛮多水，胃口特别大，最近胖了好多斤，两天一次大便，手脚冷，有点怕冷，晚上睡眠多梦，大便时候会有点痛，拉出鲜红色血，一周多了。

我说：效果呢？

师父说：喝了第一天血就减少，晚上不做梦了，每天都有大便，第三天就好了。

我说：乌梅丸也是口渴的方子中的一个。

师父说：是的。有人依据厥阴病，把晚上一点到三点醒过来作为乌梅丸证，疗效不错。我发现乌梅丸可以推迟月经，如果遇到月经间隔比较短的患者，会考虑乌梅丸。

我说：哦。

师父说：你看一下宋本 338 条，康平本里是一条准原文。

我说：338. 伤寒，脉微而厥，至七八日肤冷，其人躁无暂安时者，此为脏厥，非蛔厥也。蛔厥者，其人当吐蛔。今病者静，而复时烦者，此为脏寒。蛔上入其膈，故烦，须臾复止，得食而呕又烦者，蛔闻食臭出。其人常自吐蛔。蛔厥者，乌梅丸主之。

又主久利。

师父说：注意这几句话，"今病者静，而复时烦者，须臾复止，得食而呕又烦者"。

我说：什么意思啊？

师父说：之前有一只小猫，不怎么吃猫粮，喂给它吃鸡胸肉，它会冲过来想吃，但吃了一口又不吃了，而且有时会咬到我的手指。

我说：这个说明啥？

师父说：吃东西咬到我的手指，就是"而复时烦者"，因为一般小猫不会这样。看到食物冲过来，吃了一口不吃了，说明饿但又吃不了。

我说：哦，最后用了乌梅丸？

师父说：没有，我判断小猫肚子里有虫，就买了驱虫药，吃了两三天就好了。

我说：哦。

师父说：你背下 351、352 条。

我说：351、352. 手足厥寒，脉细欲绝者，当归四逆汤主之。若其人内有久寒者，宜当归四逆加吴茱萸生姜汤。

师父说：手足厥寒是当归或细辛证，脉细欲绝是当归证，当归四逆是桂枝汤的底子，所以可以有桂枝汤证。和乌梅丸相比，这个不口渴。

我说：乌梅丸是不是一样是手足冷的？

师父说：对的。有黄连没有黄芩，而且有干姜、细辛、当归、附子这些手足冷时用的药。

我说：哦。

师父说：当归四逆汤治疗冬天手脚冻疮的、手脚皮肤开裂的机会挺大的，当归四逆汤我用得比较中规中矩，反而是吴茱萸这味药，"东汉末年"群里小伙伴们有了不少的突破。

我说：其人内有久寒，加吴茱萸生姜汤。

师父说：嗯，吴茱萸证就是内有久寒。

我说：什么叫作"内有久寒"？

师父说：起初是群里郑先生提出来的，不能吃凉的，只喝热水。有一个医案，脸颊上长痘两三年，偶尔口臭，吃凉的吃辣的拉肚子，乏力，爱睡觉，说梦话，大便干，一两天一次。

我说：这里没说有喝温水，也没说不能吃凉的。

师父说：嗯，这里有吃凉的拉肚子也算，郑先生用的是当归四逆加吴茱萸生姜汤，应该是用了两周吧，痘就消了。

我说：痘消了是不是当归的作用啊？还是因为桂枝汤解表了呢？

师父说：再来看一个，女，39岁，满脸痤疮反反复复，平时喜欢吃凉的，晚饭后胃胀，半夜会饿得胃不舒服，晚上做梦多，后脖子不舒服，月经有血块，大便不成形，小便稍黄，脉沉细，舌淡红苔薄白。

我说：半夜饿得不舒服，是不是黄连证，难道是乌梅丸？

师父说：郑先生用的还是当归四逆加吴茱萸生姜汤，吃了半个月，脸上痤疮消失，晚饭后胃胀消失，半夜没有出现胃饿得难受，做梦减少，后脖子舒服了，大便有时候成形了。

我说：哦。这个是喜欢吃凉的，怎么也用了吴茱萸？

师父说：喜欢吃凉的，所以会经常吃凉的，久而久之，就造成了内有久寒。

我说：这也可以，那么到底是不能吃凉的是吴茱萸证呢，还是经常吃凉的是吴茱萸证呢？

师父说：你可以认为，经常吃凉的，是走在了不能吃凉的路上。

我说：好吧。晚饭后胃胀和晚上饿得胃不舒服，总觉得和黄连有关系啊。

师父说：我临床见到的黄连证患者，没有仅夜晚发作的，白天都会有不舒服。黄连和痛关系比较密切，和胀比较疏远。你背一下 243 条。

我说：243. 食谷欲呕者，属阳明也，吴茱萸汤主之。

师父说：饭后胃胀，和食谷欲呕有点关系的。吃自助餐吃得太饱了，会感觉胃胀，甚至恶心。

我说：哦。饭后胃胀是比较轻的食谷欲呕。那么为啥不用吴茱萸汤而要用当归四逆加吴茱萸生姜汤呢？

师父说：郑先生更喜欢用这个方。

我说：脸上的痘和痤疮消失了，是吴茱萸汤的作用呢还是当归四逆汤的作用呢？

师父说：女，30 岁，脸上痤疮反复两个多月，下巴比较多，心烦，胃口不好，乏力，嘴唇干，手脚心出汗，冬天手脚会冷，这两天喜欢喝冰雪碧。

我说：喝冰的啊，当归四逆加吴茱萸生姜汤。

师父说：这个用的是吴茱萸汤，群里"三悟"的医案。喝了两剂，痤疮消失。

我说：哦，看来痤疮和吴茱萸关系更密切。

师父说：是的。吴茱萸证夏天出现得很频繁，你知道为啥吗？

我说：为啥？因为夏天冷饮吃得比较多。

师父说：聪明。你背一下309条。

我说：309. *少阴病，吐利，手足逆冷，烦躁欲死者，吴茱萸汤主之。*

师父说：309条说明两点，第一，吴茱萸汤证可以手足冷，但实际临床中不一定非要手足冷，往往是冬天手足冷。

我说：哦，医案里看到冬天手脚冷了。

师父说：第二，吴茱萸汤证会表现有烦躁。

我说：怎么个烦躁？就是心烦？

师父说：嗯。亲近人话说多了就会觉得烦，这种烦属于吴茱萸汤证。

我说：哦，觉得妈妈唠叨的人都有吴茱萸汤证啊。

师父说：群里强哥的医案，强哥夫人平时喜欢喝凉饮，有一天不和强哥说话，一直躺着，喝了两包小柴胡颗粒无效。强哥问她为啥不说话，她说烦，强哥煮了吴茱萸汤，好了。

我说：师父，吴茱萸汤咋都是别人的医案啊，你有没有用过啊？

师父说：用过。我有个患者，一次牙痛好几天了，是左侧下巴处牙齿，晚上睡觉特别疼，疼得睡不着觉，不肿，但按着疼。问诊下来，不喝冷水，脸上起了好多痘痘，我怀疑是吴茱萸证。我查下来，没发现她有桂枝汤证，也不见到人参证。她前一段时间一直在喝当归建中汤，所以我就开了当归四逆加吴茱萸生姜汤。

我说：嗯，效果呢？

师父说：喝了两天，她不敢喝了，因为痛不但没有减轻，而且本来不肿的牙龈肿起来了。

我说：啊，不会治坏了吧？

师父说：嗯，我又仔细问了下，原本脸上发出来的很多痘痘都没有了。

我说：这个到底算有效果还是没有效果啊？

师父说：脸上发出的痘痘没有了，应该是用对了部分药，我怀疑是吴茱萸用对了，想到她之前一直在喝当归建中汤，难道是当归喝多了引起的牙痛？然后我直接开了吴茱萸汤。

我说：嗯，这次呢？

师父说：这次她吴茱萸汤喝完半个小时，牙就不痛了。

我说：那么快！看来真的是当归的问题啊，我想长期喝当归建中汤美容的计划被扼杀了呀。

师父笑道：你想变成妖精啊，补药吃多了也是毒药。再看一下宋本的378条，康平本里是一条追文。

我说：378. 干呕，吐涎沫，头痛者，吴茱萸汤主之。

师父说：378条的干呕吐涎沫，说明吴茱萸汤证吐出来的是液体，不是固体。这个和243条的食谷欲呕可以呼应。

我说：吴茱萸汤的恶心呕吐，吐不出东西来。

师父说：嗯，你背一下396条。

我说：396. 大病差后，喜唾，久不了了，宜理中丸。

师父说：注意喜唾和吐涎沫的区别。

我说：有什么区别？

师父说：我有一次，每天晚上胃不舒服，口水特别多，于是用了理中丸，就好了。

我说：喜唾是口水多？

师父说：嗯。喜唾，就是唾液多，这个唾液是从舌底下出来的。吐涎沫，涎沫是从喉咙里出来的。

我说：哦，如果口水多，或者流口水还要区分从哪里出来的？

师父说：嗯。这个可以用来区别理中汤和吴茱萸汤。在《金匮要略》里，喜唾和吐涎沫相关条文更多。比如甘草干姜汤，既有吐涎沫，又有多涎唾。

我说：喉咙出来或者舌底出来，甘草干姜汤都能治啊。

师父说：对的，当然也要符合甘草干姜汤证。

我说：哦。还有啥药方和喜唾吐涎沫相关的？

师父说：在《金匮要略》中，有五苓散吐涎沫的条文。假令瘦人脐下有悸，吐涎沫而癫眩，此水也，五苓散主之。

我想了想说：五苓散74条里有"水入口吐"，也能说明是从喉咙里出来的。

师父说：不错不错。我有一次用小青龙加石膏汤，患者喝完后说口水特别多，我当时考虑是不是石膏的原因。

我说：嗯。

师父说：后来在《金匮要略》中读到"青龙汤下已，多唾口燥"，才知道是小青龙汤的缘故。

我说：那么没有口水的人可以用小青龙汤增加口水。但口水多了为啥会口燥呢？

师父说：嗯，有机会的。为啥会口燥，我也不知道。最后来说一下吴茱萸汤证的位置。

我说：吴茱萸和位置有关，和津液无关？

师父说：对。你觉得吴茱萸汤的位置在哪里？

我说：脸上。

师父说：胸胁，心下，表，里，四个里面选择一个。

我说：还是脸上，痘痘和痤疮都被吴茱萸治好了。

师父说：我把吴茱萸归入心下。

我说：理由呢？

师父说：第一，吴茱萸汤证可以通过吃凉的制造出来，会恶心吐涎沫，所以很有可能和胃有关系。

我说：哦，还有饭后胃胀，晚上饿得胃不舒服。

师父说：嗯，心下痞有哪几种？

我说：黄连痞和白术痞，有两个。

师父说：第二，我发现，吴茱萸和黄连、白术在一定程度上，有轮换对称性。

我说：怎么个对称法？

师父说：它们三个任何两个经方里都不一起用，而且都喜欢和姜、人参一起用。所以吴茱萸很有可能和黄连、白术在同一个位置上。

我说：哦，有道理。

师父说：第三，378条有头痛。吴茱萸汤可以治疗头痛，"天使"用吴茱萸汤治过皮肤痛。头痛和皮肤痛都属于表证，这说明吴茱萸汤可以兼顾表证。而心下优先级在表之前，把吴茱萸归入心下，吴茱萸汤可以兼顾表证完全解释得通。

我说：哦，脸上也属于表。难道多了一个心下痞，吴茱萸痞？

师父说：嗯，也可以那么认为。今天就讲到这里吧。

我说：带来的东西也吃完了，是本姑娘之子于归的时候了。

我和师父扔完垃圾往回走，路过湖边时，师父突然说：周黑鸭。

我顺着师父目光看到湖中央的两只黑天鹅，笑着说：怪不得周黑鸭有那么多鸭脖子可以卖啊。

师父也笑着说：哦，脖子的确长了点。

我和师父走到湖边，想不到那两只周黑鸭也游了过来，其中一只胆子很大。师父蹲下，伸出手摸，周黑鸭伸长了脖子，在师父手里啄了一口。她们见师父手中没有食物，盘桓了一阵，就慢慢游走了。师父站起身来，望着湖面，愣愣出神。

我说：师父，你在想什么呢？

师父说：突然想起吊脚楼了。

我说：啊？

师父笑着说：小心大鱼咬你。

参考文献

[1] 张仲景. 古本康平伤寒论. 长沙：湖南科技出版社，1988.

[2] 张仲景. 伤寒论. 钱超尘、郝万山，整理. 北京：人民卫生出版社，2005.

[3] 郝万山. 郝万山伤寒论讲稿. 北京：人民卫生出版社，2008.

[4] 娄绍昆. 中医人生：一个老中医的经方奇缘. 北京：中国中医药出版社，2012.

[5] 胡希恕. 胡希恕伤寒论讲座. 北京：中国中医药出版社，2018.

[6] 胡希恕. 胡希恕金匮要略讲座. 北京：中国中医药出版社，2018.

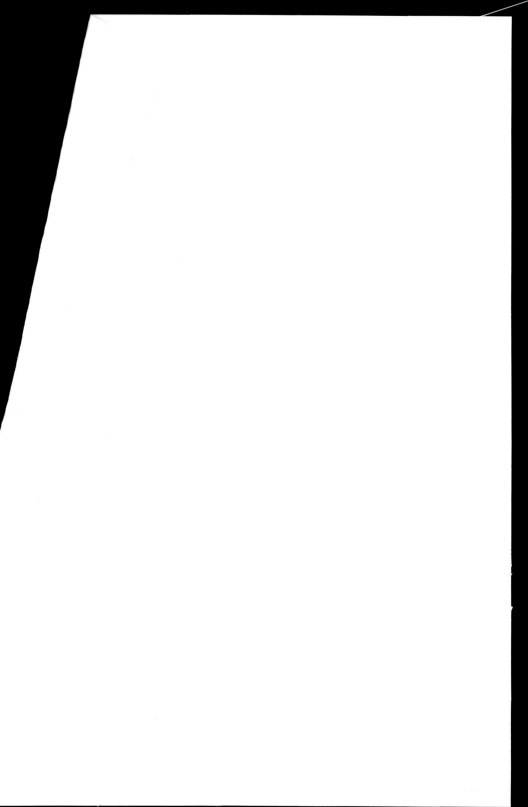